Markus Schug

Substanzinduzierte Genexpressionsänderungen bei Hepatozyten in vitro

Markus Schug

Substanzinduzierte Genexpressionsänderungen bei Hepatozyten in vitro

Entwicklung eines Testsystems zur Untersuchung von substanzinduzierten Genexpressionsänderungen bei Rattenhepatozyten

Südwestdeutscher Verlag für Hochschulschriften

Impressum/Imprint (nur für Deutschland/only for Germany)
Bibliografische Information der Deutschen Nationalbibliothek: Die Deutsche Nationalbibliothek verzeichnet diese Publikation in der Deutschen Nationalbibliografie; detaillierte bibliografische Daten sind im Internet über http://dnb.d-nb.de abrufbar.
Alle in diesem Buch genannten Marken und Produktnamen unterliegen warenzeichen-, marken- oder patentrechtlichem Schutz bzw. sind Warenzeichen oder eingetragene Warenzeichen der jeweiligen Inhaber. Die Wiedergabe von Marken, Produktnamen, Gebrauchsnamen, Handelsnamen, Warenbezeichnungen u.s.w. in diesem Werk berechtigt auch ohne besondere Kennzeichnung nicht zu der Annahme, dass solche Namen im Sinne der Warenzeichen- und Markenschutzgesetzgebung als frei zu betrachten wären und daher von jedermann benutzt werden dürften.

Coverbild: www.ingimage.com

Verlag: Südwestdeutscher Verlag für Hochschulschriften GmbH & Co. KG
Dudweiler Landstr. 99, 66123 Saarbrücken, Deutschland
Telefon +49 681 37 20 271-1, Telefax +49 681 37 20 271-0
Email: info@svh-verlag.de

Zugl.: Dortmund, TU, Diss., 2011

Herstellung in Deutschland:
Schaltungsdienst Lange o.H.G., Berlin
Books on Demand GmbH, Norderstedt
Reha GmbH, Saarbrücken
Amazon Distribution GmbH, Leipzig
ISBN: 978-3-8381-2817-7

Imprint (only for USA, GB)
Bibliographic information published by the Deutsche Nationalbibliothek: The Deutsche Nationalbibliothek lists this publication in the Deutsche Nationalbibliografie; detailed bibliographic data are available in the Internet at http://dnb.d-nb.de.
Any brand names and product names mentioned in this book are subject to trademark, brand or patent protection and are trademarks or registered trademarks of their respective holders. The use of brand names, product names, common names, trade names, product descriptions etc. even without a particular marking in this works is in no way to be construed to mean that such names may be regarded as unrestricted in respect of trademark and brand protection legislation and could thus be used by anyone.

Cover image: www.ingimage.com

Publisher: Südwestdeutscher Verlag für Hochschulschriften GmbH & Co. KG
Dudweiler Landstr. 99, 66123 Saarbrücken, Germany
Phone +49 681 37 20 271-1, Fax +49 681 37 20 271-0
Email: info@svh-verlag.de

Printed in the U.S.A.
Printed in the U.K. by (see last page)
ISBN: 978-3-8381-2817-7

Copyright © 2011 by the author and Südwestdeutscher Verlag für Hochschulschriften GmbH & Co. KG and licensors
All rights reserved. Saarbrücken 2011

Meiner Familie

Inhaltsverzeichnis

Abbildungsverzeichnis	**v**
Tabellenverzeichnis	**viii**
Abkürzungsverzeichnis	**ix**

1. Einleitung   **1**
    1.1. REACH als Herausforderung für die Toxikologie 1
    1.2. Die Leber 3
    1.3. Primäre Rattenhepatozyten als
         in vitro-Testsystem 7
    1.4. Toxicogenomics 8

2. Ziel der Arbeit   **12**

3. Material und Methoden   **13**
    3.1. Material 13
         3.1.1. Chemikalien 13
             3.1.1.1. Testsubstanzen 13
             3.1.1.2. Allgemeine Chemikalien 14
         3.1.2. Verbrauchsmaterial 15
         3.1.3. Lösungen 16
             3.1.3.1. Lösungen für die Herstellung der Perfusionspuffer . . 16
             3.1.3.2. Perfusionspuffer 17
             3.1.3.3. Sonstige Lösungen 18
         3.1.4. Genexpressions-Assays 19
         3.1.5. Geräte 20
    3.2. Methoden 21
         3.2.1. Isolation der primären Rattenhepatozyten 21
         3.2.2. Zellkultur 26
         3.2.3. Zytotoxizität 27
         3.2.4. Substanzinkubation 29
         3.2.5. RNA-Isolation 30
         3.2.6. RNA-Bestimmung und cDNA-Synthese 31
         3.2.7. Quantitative real time PCR 32
         3.2.8. *in vivo*-Versuche 36

Inhaltsverzeichnis

4. Ergebnisse   **37**
    4.1. Identifizierung geeigneter Kulturbedingungen 37
    4.2. Untersuchung der konzentrationsabhängigen Genexpressionsveränderungen im Sandwich Kultur System 44
    4.3. Identifizierung von *in vivo*-relevanten Konzentrationen 50
    4.4. *In vivo-in vitro* Korrelation 58
    4.5. Die Aufklärung einer *in vivo-in vitro* Diskrepanz nach Behandlung mit Methapyrilen 62

5. Diskussion   **67**

6. Zusammenfassung   **75**

Literatur   **79**

Anhang   **85**
    A. Zusätzliche Abbildungen 85
    B. Danksagung 107

Abbildungsverzeichnis

1.1. Lage der Leber 3
1.2. Anatomie der Leber 4
1.3. Versorgung der Leber 5
1.4. Feinbau der Leber 6
1.5. Mehrstufenprozess der Karzinogenese 9

3.1. Apparatur zur Perfusion 25
3.2. CellTiter-Blue®-Reaktion 28
3.3. CellTiter-Blue®-Spektren 28
3.4. Prinzip der TaqMan®-Sonden 34

4.1. Kollagen Sandwich Kultur 38
4.2. Kollagen Monolayer Kultur 38
4.3. Matrigel® Kultur 38
4.4. *Abat* und *Sult1a1* RNA Expression in drei verschiedenen Kultursystemen mit primären Hepatozyten 41
4.5. *Gsk3β* und *Myd116* RNA Expression in drei verschiedenen Kultursystemen mit primären Hepatozyten 42
4.6. *Abat*-, *Gsk3β*-, *Myd116*- und *Sult1a1*-Expression in 24 h und 3 Wochen alten Hepatocyten nach einer Inkubation über 24 h mit 100 μM Methapyrilen 43
4.7. MPy-induzierte RNA Expression von *Abat*, *Sult1a1*, *Gsk3β* und *Myd116* im Sandwich Kultur System mit primären Hepatozyten in Abhängigkeit von der Konzentration 46
4.8. MPy-induzierte RNA Expression von *Bax*, *Cdkn1*, *Gsta2*, *Hsf1*, *Mdm2* und *Nqo1* im Sandwich Kultur System mit primären Hepatozyten in Abhängigkeit von der Konzentration 47
4.9. PBO-, 2-NF- und AFB1-induzierte RNA Expressionsänderung von *Bax*, *Gsta2* und *Mdm2* im Sandwich Kultur System mit primären Hepatozyten in Abhängigkeit von der Konzentration 48
4.10. PBO-, 2-NF- und AFB1-induzierte RNA Expressionsänderung von *Hsf1*, *Cdkn1* und *Nqo1* im Sandwich Kultur System mit primären Hepatozyten in Abhängigkeit von der Konzentration 49
4.11. Bestimmung der Zytotoxizität von 2-Nitrofluoren auf Basis der morphologischen Änderungen der Hepatozyten 54

Abbildungsverzeichnis

4.12. Bestimmung der Zytotoxizität von Nifedipin auf Basis der morphologischen Änderungen der Hepatozyten 55
4.13. Bestimmung der Zytotoxizität von Piperonylbutoxid auf Basis der morphologischen Änderungen der Hepatozyten 56
4.14. Korrelationsdiagramm der Genexpressionsveränderungen nach 24 h Behandlung *in vivo-* und *in vitro* 61
4.15. Modifiziertes *in vivo* Versuchsschema 64
4.16. Expression von *Abat*, *Gsk3β*, *Myd116* und *Sult1a1* in Rattenleber nach *in vivo* Exposition mit Methapyrilen 65
4.17. Expression von *Abcb1*, *Akr7a3*, *Ugt1a6*, *Yc2*, *Phgdh* und *Atf3* in Rattenleber nach *in vivo* Exposition mit Methapyrilen 66

5.1. Versuchsschema zu den in Abbildung 5.2 dargestellten Versuchsergebnissen 68
5.2. Hierarchisches Clustering der Genexpressionsänderung von Hepatozyten über die Kulturdauer 69

A.1. RNA Expression von *Abat*, *Sult1a1*, *Gsk3β* und *Myd116* im Sandwich Kultur System mit primären Hepatozyten Experiment 1 85
A.2. RNA Expression von *Abat*, *Sult1a1*, *Gsk3β* und *Myd116* im Sandwich Kultur System mit primären Hepatozyten Experimente 2 und 3 86
A.3. RNA Expression von *Abat*, *Sult1a1*, *Gsk3β* und *Myd116* in Matrigel® mit primären Hepatozyten Experiment 1 87
A.4. RNA Expression von *Abat*, *Sult1a1*, *Gsk3β* und *Myd116* in Matrigel® mit primären Hepatozyten Experimente 2 und 3 88
A.5. RNA Expression von *Abat*, *Sult1a1*, *Gsk3β* und *Myd116* im Monolayer Kultur System mit primären Hepatozyten Experiment 1 89
A.6. RNA Expression von *Abat*, *Sult1a1*, *Gsk3β* und *Myd116* im Monolayer Kultur System mit primären Hepatozyten Experimente 2 und 3 90
A.7. MPy-induzierte RNA Expression von *Abat*, *Sult1a1*, *Gsk3β* und *Myd116* im Sandwich Kultur System mit primären Hepatozyten in Abhängigkeit von der Konzentration 91
A.8. Zytotoxizität von Aflatoxin B1 und Methapyrilen in Sandwich Kultur nach einer Inkubationszeit von 3 Tagen 92
A.9. Zytotoxizität von 2-Nitrofluoren und Piperonylbutoxid in Sandwich Kultur nach einer Inkubationszeit von 3 Tagen 93
A.10.Zytotoxizität von Cefuroxim und Propranolol in Sandwich Kultur nach einer Inkubationszeit von 3 Tagen 94
A.11.Zytotoxizität von Diethyl-stilbestrol und Wy 14643 in Sandwich Kultur nach einer Inkubationszeit von 3 Tagen 95
A.12.Zytotoxizität von Nifedipin und Dimethylnitrosamin in Sandwich Kultur nach einer Inkubationszeit von 3 Tagen 96
A.13.Zytotoxizität von N-Nitrosomorpholin und C.I. Direct Black in Sandwich Kultur nach einer Inkubationszeit von 3 Tagen 97

Abbildungsverzeichnis

A.14. Zytotoxizität von Thioacetamid in Sandwich Kultur nach einer Inkubationszeit von 3 Tagen 98
A.15. Zytotoxizität von 2-Acetylaminofluoren und 3-Methylcholanthren in Sandwich Kultur nach einer Inkubationszeit von 3 Tagen 99
A.16. Zytotoxizität von Acetamid und Allylalkohol in Sandwich Kultur nach einer Inkubationszeit von 3 Tagen 100
A.17. Zytotoxizität von Clonidin und Cyproteronacetat in Sandwich Kultur nach einer Inkubationszeit von 3 Tagen 101
A.18. Zytotoxizität von 1,4-Dichlorbenzen und Dehydroepiandrosteron in Sandwich Kultur nach einer Inkubationszeit von 3 Tagen 102
A.19. Zytotoxizität von Ethionin und Ibuprofen in Sandwich Kultur nach einer Inkubationszeit von 3 Tagen 103
A.20. Zytotoxizität von Methylendianilin und Methylcarbamat in Sandwich Kultur nach einer Inkubationszeit von 3 Tagen 104
A.21. Zytotoxizität von N-Nitrosopiperidin und Paracetamol in Sandwich Kultur nach einer Inkubationszeit von 3 Tagen 105
A.22. Zytotoxizität von 4-(Methylnitrosamino)-1-(3-pyridyl)-1-butanon (NNK) und Prazosin in Sandwich Kultur nach einer Inkubationszeit von 3 Tagen 106

Tabellenverzeichnis

4.1. Experimentell bestimmte Zytotoxizität (IC20) *in vitro* und nach Mielke et al. (2010) berechnete *in vivo*-relevante Konzentrationen der Trainings-Substanzen 52
4.2. Experimentell bestimmte Zytotoxizität (IC20) *in vitro* und nach Mielke et al. (2010) berechnete *in vivo*-relevante Konzentrationen der Validierungs-Substanzen 53
4.3. Eingesetzte Konzentrationen bei Bestimmung der Zytotoxizität der Trainings-Substanzen 57
4.4. Eingesetzte Konzentrationen bei Bestimmung der Zytotoxizität der Validierungs-Substanzen 58
4.5. Genexpressionsveränderungen nach 24 h Behandlung *in vivo*- und *in vitro* 60

Abkürzungsverzeichnis

2-NF	2-Nitrofluoren
AFB1	Aflatoxin B1
cDNA	copy DNA
DMEM	Dulbecco's Modified Eagle Medium
EGTA	Ethylenglykoltetraessigsäure
FCS	Fetal Calf Serum
	Fetales Kälberserum
g	Gramm
kg	Kilogramm
kg	Körpergewicht
L	Liter
µL	Mikroliter
µM	µmol/L
mg	Milligramm
mL	Milliliter
mM	mmol/L
M	mol/L
MPy	Methapyrilen
ng	Nanogramm
nm	Nanometer
PBS	Phosphate Buffered Saline
	Phosphat gepufferte Kochsalzlösung
PBO	Piperonylbutoxid
PCR	Polymerase Chain Reaction

1. Einleitung

1.1. REACH als Herausforderung für die Toxikologie

Unter der harmlos erscheinenden Bezeichnung „Verordnung (EG) Nr. 1907/2006" verbirgt sich die wahrscheinlich größte Herausforderung an die Toxikologie der vergangenen Jahrzehnte. Besser bekannt ist diese Verordnung als „REACH-Verordnung". Das Akronym REACH steht hierbei für **R**egistration, **E**valuation, **A**uthorisation and **R**estriction of **C**hemicals.

Um die weitreichende Bedeutung dieser Verordnung deutlich zu machen, ist es notwendig, sich mit der Geschichte der Chemikaliengesetzgebung der Bundesrepublik Deutschland etwas auseinanderzusetzen.

Die Chemikaliengesetzgebung der BRD

Im Jahr 1980 entstand die ursprüngliche Fassung des Gesetzes zum Schutz vor gefährlichen Stoffen oder kurz Chemikaliengesetz, ChemG. Das Gesetz trat weitgehend zum 1. Januar 1982 inkraft und regelt in Verbindung mit den dazugehörigen Verordnungen und technischen Regeln den Umgang mit gefährlichen Stoffen. Des weiteren werden Begriffe definiert, von denen zwei im Rahmen von REACH eine entscheidende Bedeutung haben, nämlich „Alte Stoffe" und „Neue Stoffe".

Der Begriff „Alte Stoffe" bezeichnet Stoffe, die im sogenannten EINECS-Verzeichnis (**E**uropean **I**nventory of **E**xisting **C**ommercial Chemical **S**ubstances) stehen. Dies sind Substanzen, die bis zur Schließung des Verzeichnisses am 18. September 1981 bereits auf dem Markt waren.

Alle „Neuen Stoffe" sind somit Substanzen, die nach diesem Stichtag auf den Markt gekommen sind. Diese sind im ELINCS-Verzeichnis aufgelistet (**E**uropean **L**ist of

1. Einleitung

Notified Chemical Substances), das im Gegensatz zum EINECS-Verzeichnis laufend aktualisiert wird.

Diese Unterscheidung ist insofern von essentieller Wichtigkeit, da sämtliche alten Stoffe von einer für die neuen Stoffe vorgeschriebenen chemikalienrechtlichen Prüfung ausgeschlossen wurden. De facto sind alle diese Substanzen nahezu ungeprüft auf dem Markt.

An dieser Stelle setzen nun die weitreichenden Regelungen der REACH-Verordnung an, die am 1. Juni 2007 inkraft trat. Auf eine toxikologisch relevante Kernaussage heruntergebrochen verlangt diese Verordnung, dass auch alle alten Stoffe auf die chemikalienrechtlich vorgeschriebenen Eigenschaften neu zu testen bzw. bestehende Daten hierüber vorzulegen sind. Daten hierfür sind z.B. Angaben über eventuelle krebserzeugende, mutagene, reproduktionstoxische, persistierende und bioakkumulative Eigenschaften [Hengstler et al. (2006)]

Bedeutung von REACH für die Toxikologie

Bei der Anzahl der zu testenden Substanzen schwanken die Schätzungen sehr stark. Diese reichen von 30.000 [Hengstler et al. (2006)] über 68.000 bis hin zu über 100.000 [Hartung et Rovida (2009)]. Die durchzuführenden Tests stellen nicht nur einen erheblichen finanziellen Aufwand dar, der sich auf bis zu 9,5 Milliarden Euro belaufen könnte [Hartung et Rovida (2009)], sondern auch einen extrem hohen Verbrauch an Versuchstieren. Dieser wird auf bis zu 54 Millionen geschätzt [Hartung et Rovida (2009)]. Ein weiterer nicht zu verachtender Punkt ist die Zeitspanne, die diese Tests benötigen. Es werden also Teststrategien benötigt, die schnell, mit geringem finanziellen Aufwand, mit möglichst wenig Tieren ein sicheres Ergebnis bringen. Die Lösung für diese Problemstellung ist bei weitem nicht einfach, vor allem in Anbetracht der Tatsache, dass die klassischen toxikologischen Testbatterien schon seit fast 40 Jahren nahezu unverändert sind [Hartung et Rovida (2009)]. Dies bedeutet zum einen einen extremen Handlungsdruck für die Toxikologie aber zum anderen birgt es die große Möglichkeit, den wissenschaftlichen Fortschritt in der Toxikologie enorm voran zu treiben [Hengstler et al. (2006)]. Und hierzu gehört in großem Maße auch die Entwicklung von neuen *in vitro*-Testmethoden.

1.2. Die Leber

Allgemeines

[1]Die Leber des Menschen liegt zum Großteil unter der rechten Zwerchfellkuppel und hat eine braunrote Farbe. Ihr unterer Rand fällt mit dem des rechten Rippenbogens zusammen. Die Leber ist mit ihren 1500 - 2000g die größte Drüse im menschlichen Körper.

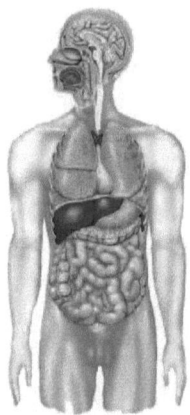

Abbildung 1.1.: Die Lage der Leber im menschlichen Körper
Quelle: http://www.mars-dialyse.de/images/body.jpg

Die Leber wird in zwei große Leberlappen unterteilt. Der rechte Leberlappen (Lobus dexter) liegt unter dem Zwerchfell und ist mit diesem teilweise verwachsen. Er ist größer als der linke Leberlappen (Lobus sinister), der bis in den linken Oberbauch reicht. Außer den beiden großen Leberlappen gibt es noch zwei kleinere: den quadratischen (Lobus quadratus) und den „geschwänzten" (Lobus caudatus).

Die Blutversorgung der Leber wird im wesentlichen durch die Pfortader und die Leberarterie sichergestellt. Die Pfortader (75% der Blutversorgung) transportiert Nahrungsbestandteile aus dem Darm, Abbauprodukte der Milz und Hormone der Bauchspeicheldrüse zur Leber. Über die Leberarterie (25% der Blutversorgung) wird die Leber mit Sauerstoff versorgt.

---

[1]Die Informationen in diesem Abschnitt wurden größtenteils von der Website http://de.wikipedia.org/wiki/Leber entnommen

1. Einleitung

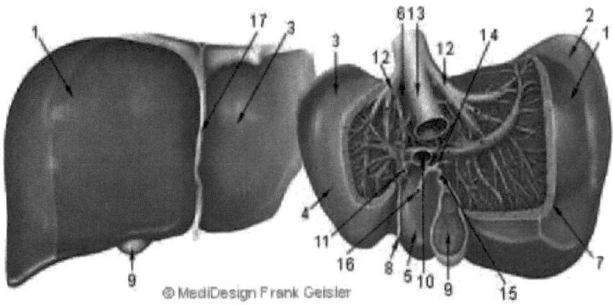

Abbildung 1.2.: Leber von vorn und Viszeralansicht der Leber mit Präparation der Gefäßverzweigung und dem Gallengangsystem: 1 = Rechter Lappen (Lobus dexter), 2 = hinteres Segment des rechten Leberlappens, 3 = Linker Lappen (Lobus sinister), 4 = laterales Segment des linken Leberlappens, 5 = Lobus quadratus, 6 = Lobus caudatus, 7 = Schnittrand des Peritoneum viscerale, 8 = rundes Leberband (Lig. teres hepatis), 9 = Gallenblase (Vesica biliaris), 10 = Pfortader (V. portae), 11 = Leberarterie (A. hepatica propria), 12 = Lebervenen (Vv. hepaticae), 13 = untere Hohlvene (V. cava inferior), 14 = rechter und linker Lebergang (Ductus hepaticus dexter et sinister), 15 = Gallenblasengang (D. cysticus), 16 = Gallengang (D. chochledochus) 17 = Sichelband (Lig. falciforme)
Quelle: http://www.anatomie-online.com/Media/Anatomie-Leber.png

Einige wichtige Aufgaben der Leber sind:

- Produktion lebenswichtiger Proteine (z.B. Gerinnungsfaktoren, Albumin)

- Verwertung von Nahrungsbestandteilen (z.B. Speicherung von Glukose und Vitaminen)

- Abbau und Ausscheidung von Stoffwechselprodukten, Medikamenten und Giftstoffen

Über die Pfortader gelangen Nähr-, Arznei- und Giftstoffe, die im Darm aufgenommen wurden, in die Leber. Dort werden sie entweder an den Kreislauf abgegeben oder verstoffwechselt und ausgeschieden bzw. so verstoffwechselt, dass sie besser ausgeschieden werden können. Normalerweise findet in der Leber eine Entgiftung von Fremdstoffen statt. In bestimmten Fällen (z.B. bei Aflatoxin B1) kann es passieren, dass die Leber Substanzen nicht ent-giftet sondern giftet. Im Fall von Aflatoxin B1 wird erst durch einen Metabolisierungsschritt der Leber eine Verbindung gebildet, die mit der DNA interagiert und so Krebs erzeugen kann.

1. Einleitung

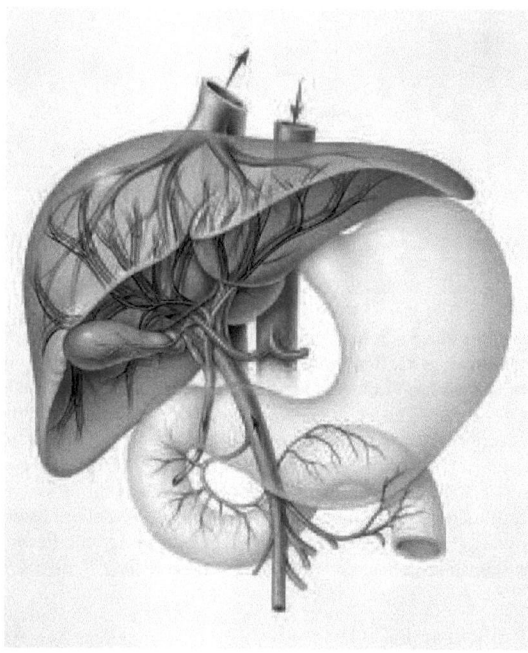

Abbildung 1.3.: Die Versorgung der Leber
Quelle: http://www.planet-wissen.de/natur_technik/anatomie_mensch/
verdauen/img/tempx_giftwaffe_leber_g.jpg

Feinbau

Die vielfältigen Leistungen der Leber liegen allerdings nicht im groben Aufbau der Leber begründet sondern in ihrem spezialisierten Feinbau.

Ein Leberlappen besteht aus vielen ca. 1-2 mm großen Leberläppchen. Schneidet man diese an, so bilden sie sechseckige Strukturen, die zum Großteil aus den Leberzellen (Hepatozyten) bestehen. Hepatozyten besitzen oft mehrere Zellkerne und sind in Strängen angeordnet. An den Ecken vicinaler Leberläppchen liegen die sog. Periportalfelder. Diese werden auch Glisson-Trias, Glissonsches Dreieck oder periportale Trias genannt. Die Glisson-Trias besteht immer aus einer Arteria interlobularis (Ast der Leberarterie), einer Vena interlobularis (Ast der Pfortader) und einem Ductus biliferus (Gallengang).

1. Einleitung

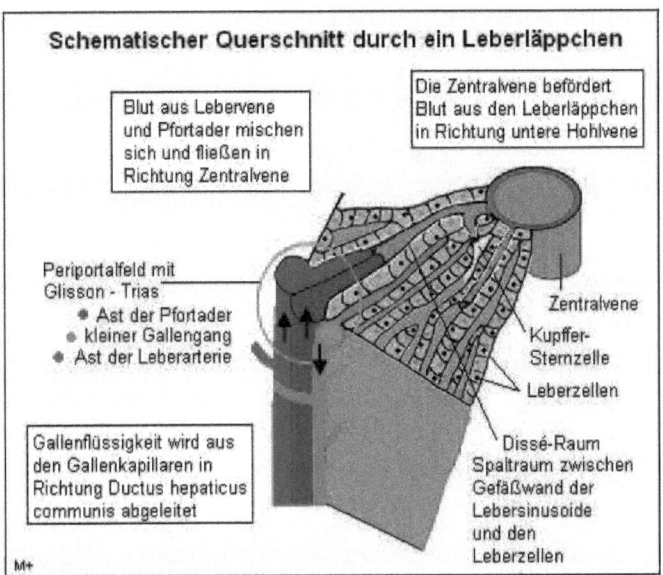

Abbildung 1.4.: Der Feinbau der Leber
Quelle: http://www.medizinfo.de/leber/images/leberquerschnitt.gif

Zwischen den Hepatozyten verlaufen die erweiterten Kapillaren der Leber, die sog. Sinusoide. Das Endothel der Sinusoide ist ein sog. „diskontinuierliches Endothel". Bei dieser Art des Endothels fehlt die Basallamina. In den Sinusoiden vermischt sich das Blut der Pfortader mit dem der Leberarterie. In diesen Sinusoiden fließt das vermischte Blut zum Zentrum des Leberläppchens, wo die Sinusoide in die Zentralvene münden. Alle Zentralvenen enden schließlich in der Lebervene.

Der Spaltraum zwischen den Endothelzellen der Sinusoide und den Hepatozyten bezeichnet man als Disse-Raum. In diesem mit Blutplasma gefüllten Raum findet der eigentliche Stoffaustausch zwischen Blut und Hepatozyten statt.

Die Gallenkanälchen bestehen innerhalb der Läppchen nur aus Vertiefungen der Leberzellen, welche durch „tight junctions" abgedichtet werden. Erst bei Verlassen des Läppchens bekommen sie eine Wand und werden zu Gallengängen mit einem einschichtig prismatischem Endothel. Diese vereinen sich dann zu größeren Gallengängen, die dann die Galle aus der Leber heraus transportieren.

1. Einleitung

1.3. Primäre Rattenhepatozyten als *in vitro*-Testsystem

Es ist hinreichend bekannt, dass der Fremdstoffmetabolismus und -transport wichtige Vorgänge der Ausscheidung von Fremdstoffen sind. Bei Arzneistoffen können interindividuelle pharmakokinetische Unterschiede, klinische Wirksamkeit und Toxizität sehr stark durch diese beiden Prozese beeinflusst werden [Gómez-Lechón et al. (2003); Lu (1998)]. Eine ungünstige Pharmakokinetik kann somit eine unzureichende pharmakodynamische Wirkung und/oder große Unterschiede in der klinischen Wirksamkeit zur Folge haben [Hewitt et al. (2007)].

Auch in der Toxikologie ist bekannt, dass durch entsprechende Veränderungen im Fremdstoffmetabolismus die gleiche Substanz bei unterschiedlichen Menschen auch unterschiedliche Schadwirkung aufweist. Der Metabolismus ist anerkannterweise ein wichtiger Bestandteil der Suszeptibilität gegenüber chemischen Karzinogenen.

Isolierte Hepatozyten sind ein wichtiges und weit verbreitetes Testsystem, mit dem der Fremdstoffmetabolismus und -transport untersucht werden kann. Werden die Zellen richtig isoliert und kultiviert, bieten sie eine enorme Bandbreite an metabolisierenden Enzymen und Transportern, welche teilweise der Leber *in vivo* sehr nahe kommt. Auch ein Großteil der zellulären Kontrollprozesse sind hier noch aktiv (z.B. nukleäre hormonell gesteuerte Xenosensoren) [Hewitt et al. (2007)].

Die Nutzung von Mikrosomen ist nach wie vor ein weit verbreitetes System für Hochdurchsatz-Fragestellungen. Jedoch wurden diese Studien teilweise durch kultivierte Hepatozyten ersetzt. Die Nutzung von kryokonservierten Hepatozyten hat diesen Forschungszweig zusätzlich belebt. Durch zunehmende Automatisierung und Miniaturisierung haben diese Systeme weiteren Aufwind bekommen [Hewitt et al. (2007)].

Ein großes Problem ist nach wie vor die Entwicklung von Langzeit-Kultursystemen für Hepatozyten. Hierzu gab es schon viele Ansätze [LeCluyse et al. (1996)]. Dass diese Art von Testsystemen von enormer Bedeutung für die Toxikologie sind, wurde bereits in Kapitel 1.1 beschrieben.

Es konnte bereits gezeigt werden, dass bei Hepatozyten in einer 3D-Kultur aus Kollagen I Gelen oder Matrigel die leberspezifischen Funktionen der Zellen relativ lange

1. Einleitung

erhalten bleiben [Dunn et al. (1991); Richert et al. (2002)].

In den meisten Arbeiten wurde jedoch das Augenmerk auf die metabolischen Kapazitäten und Fähigkeiten der Leberzellen gerichtet. Erst in den letzten Jahren, mit dem vermehrten Aufkommen von Genexpressionsanalysen, richtete sich der Fokus auf die Stabilität der Genexpression bei Hepatozyten. Hierbei konnte gezeigt werden, dass es viele Einflussfaktoren gibt, die die Stabilität der RNA-Expression bei primären Hepatozyten beeinflussen [Tuschl et al. (2009); Tuschl et Mueller (2006)]. Jedoch wurden in diesen Studien unbehandelte Hepatozyten untersucht.

Der Einfluss von verschiedenen Kulturformen auf die Genexpression bei behandelten Hepatozyten ist ein Hauptbestandteil dieser Arbeit.

1.4. Toxicogenomics

[2] Die chemische Karzinogenese ist ein Mehrstufenprozess (s. Abb 1.5), der die Integrität des Genoms in Mitleidenschaft zieht. Dies führt über mehrere Stufen zu maßgebenden Genmutationen und chromosomalen Schäden. Dies wiederum kann zu bösartigen Transformationen von Zellen und so zu Krebs in Folge von Exposition mit chemischen Substanzen führen. Wegen der Verknüpfung von DNA-Schaden und Krebsentstehung wird in klassischen Untersuchungen zur chemisch induzierten Karzinogenese das Augenmerk auf die Genotoxizität gerichtet. Dies beinhaltet die Fähigkeit der Substanz DNA-Schäden oder in 2 Jahres-Langzeit-Tier-Studien Tumore zu verursachen.

Zur Beurteilung dieser Schäden dient eine Standard-Testbatterie, die aus einem bakteriellen Mutations-Test, einem *in vitro* Säugetier Mutationstest und/oder einem Test auf chromosomale Schäden und einem *in vivo* Test auf Chromosomenschäden besteht [Müller et al. (1999)].

Diese Test-Batterie ist ein relativ einfacher, genauer und kostengünstiger Weg, eine Gefährdungsbeurteilung bei Substanzexposition zu erstellen. Hier steht jedoch das Potenzial der Substanzen im Vordergrund DNA-Schäden zu verursachen, die in Mutationen auf genetischer und chromosomaler Ebene resultieren. Um herauszufinden,

---

[2]Die Informationen im folgenden Abschnitt wurden im wesentlichen aus [Ellinger-Ziegelbauer et al. (2009)] entnommen

1. Einleitung

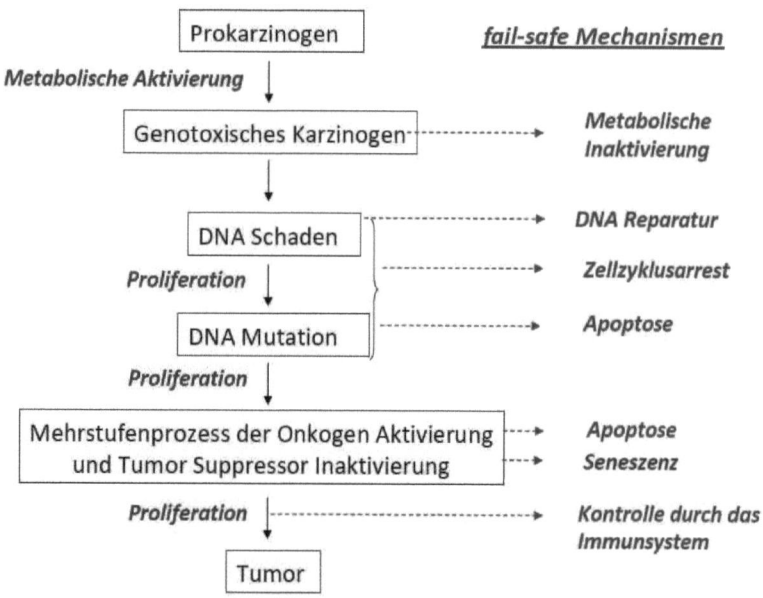

Abbildung 1.5.: Mehrstufenprozess der Karzinogenese

ob eine Substanz in der Lage ist, Krebs auszulösen, wird ein 2-Jahres Test mit Ratten und Mäusen durchgeführt. Die Ergebnisse hieraus werden dann so gut als möglich auf ein Tumorrisiko für den Menschen übertragen. Dieser Test wurde in den 60er Jahren in den Laboren des National Cancer Institute entwickelt [Weisburger (1983)]. Dieses Protokoll umfasst in der Regel eine lebenslange, 2-jährige Exposition von Ratten und Mäusen in drei Konzentrationen der zu testenden Substanz mit den entsprechenden Kontrollen [Chhabra et al. (1990)].

Weil es eine mechanistische Verbindung zwischen DNA-Schaden und Krebs gibt, werden Genotoxizitätstests als Surrogatparameter für Karzinogenesedaten angesehen und werden, im Fall von Arzneimitteln, vor dem Start der klinischen Studien verlangt. Für Substanzen, mit negativen Genotoxizitätstests, werden aber vor der Marktreife entsprechende Karzinogenesestudien verlangt [Jacobs et Jacobson-Kram (2004)].

1. Einleitung

Obwohl der Zusammenhang zwischen positiven Gentox-Befunden und der Krebsentstehung allgemein anerkannt ist, gibt es bei dieser Art von Test einen entscheidenden Nachteil: er ist sehr unpräzise. Er ist zwar sehr sensitiv: 93% aller gentoxischen Karzinogene wurden in diesem Test erkannt. Jedoch ist der Test nicht spezifisch [Kirkland et al. (2005, 2006)]: ca. 50% der im Markt befindlichen Arzneimittel geben bei diesem Test positive Ergebnisse [Snyder et Green (2001)].

Da diese Tests in ihrer Aussagekraft beschränkt sind, hat man sich allgemein darauf verständigt, dass Untersuchungen des Wirkmechanismus der Substanzen die entscheidenden Hinweise bieten, wie die entsprechende Substanz einzuordnen ist. Aufgrund ihrer unterschiedlichen Angriffspunkte werden grob zwei Klassen von Substanzen unterschieden: gentoxische Substanzen und nicht-gentoxische Substanzen [Bolt et Degen (2004)].

Gentoxische Substanzen entfalten ihre Wirkung durch eine direkte Schädigung der DNA, z.B. durch Bildung von DNA-Addukten, Bildung von Crosslinks, Einzel- und Doppelstrangbrüchen. Nicht-gentoxische Substanzen lassen Tumore durch andere Mechanismen entstehen, die nicht auf direkter DNA-Schädigung beruhen, wie z.B. Beeinflussung der Mitogenese und regenerativer Prozesse, Apoptosehemmung, Veränderungen der endokrinen Funktionen oder Immunsuppression [Williams (2001)].

Um den Wirkmechanismus mit einer Klassifizierung von Substanzen zu verbinden, erscheint die Untersuchung des kompletten Transkriptoms und dessen Veränderung unter Einfluss der zu untersuchenden Substanzen als eine elegante Möglichkeit. Diese Technik wird als Toxicogenomics bezeichnet.

Dass diese Technik zur Klassifizierung von Substanzen *in vivo* geeignet ist, konnte die Gruppe von Ellinger-Ziegelbauer zeigen [Ellinger-Ziegelbauer et al. (2008)]. Hierbei wurden zwei Substanzsets (Trainings- und Validierungsset) mit jeweils 3 Substanzklassen (gentoxische, nicht-gentoxische und nicht karzinogene Substanzen) kreiert. Der erste Schritt dieses Versuches war es, Ratten den Substanzen des Trainingssets zu exponieren und die entsprechenden Genexpressionsveränderungen in der Leber auszuwerten und daraus einen Algorithmus zu entwickeln, der die Differenzierung zwischen den drei Substanzklassen möglich macht. Anschließend wurden Ratten den Substanzen des Validierungssets exponiert und der aus dem Trainingsset erhaltene Algorithmus angewandt. Hier wurde nun geprüft, ob der gefundene Algorithmus die Substanzen korrekt klassifiziert. Mit diesem System konnte eine korrekte Vorhersage von 88% der Substanzen erfolgen.

1. Einleitung

Eine Arbeit, die in die gleiche Richtung geht wurde von Fielden et al. (2007) veröffentlicht. Die Ergebnisse gehen in die gleiche Richtung wie bei Ellinger-Ziegelbauer et al. (2008). In der vorliegenden Arbeit wird sich auf die Publikation von Ellinger-Ziegelbauer et al. (2008) bezogen, da hier eine überschaubare Anzahl an Testsubstanzen verwendet wurde und hierzu auch von der Gruppe dankenswerterweise zusätzliches Datenmaterial zur Verfügung gestellt wurde.

Toxicogenomics in der Literatur

Wie bereits beschrieben, ist die Technik der Toxicogenomics bisher mit Rattenhepatozyten noch nicht sehr im Fokus der Wissenschaft. Durchsucht man pubmed.com nach den Begriffen „toxicogenomics rat hepatocytes" erhält man 23 Treffer (Stand: 02.03.2011). Die erste gefundene Publikation stammt aus dem Jahr 2003. Verändert man die Suche auf „rat hepatocytes", so schnellt die Anzahl der Publikationen auf 21380 hinauf (Stand: 02.03.2011). Hierbei stammt die älteste Publikation aus dem Jahre 1956. Alleine die Anzahl der Publikationen zeigt, dass das Gebiet „Toxicogenomics" noch viele weiße Stellen auf der wissenschaftlichen Landkarte zu verzeichnen hat. Man muss natürlich der Tatsache Rechnung tragen, dass die Technik der Whole Genome Arrays erst seit den letzten Jahren gut reproduzierbar und bezahlbar eingesetzt werden kann. Genexpressionsanalysen an sich werden schon länger durchgeführt. Wenn man o.g. Suche mit „rat hepatocyte gene expression analysis" durchführt, erhält man immerhin 1793 Treffer, wobei hier die älteste Arbeit aus dem Jahr 1975 stammt (Stand: 02.03.2011).

2. Ziel der Arbeit

Ziel der vorliegenden Arbeit ist es, ein *in vitro*-System zur Kultivierung von primären Rattenhepatozyten zu entwickeln, das es später möglich macht, eine Klassifikation von Substanzen als gentoxisch, nicht-gentoxisch und nicht leberkanzerogen zu erreichen.

Es soll ein Kultursystem gefunden werden,

- das es möglich macht, substanzinduzierte Genexpressionsänderungen reproduzierbar zu detektieren,
- das in der Lage ist, diese Genexpressionsänderungen auch bei „*in vivo*-relevanten" Konzentrationen zu zeigen,
- das eine ausreichend gute *in vivo-in vitro* Korrelation bei substanzinduzierten Genexpressionsänderungen zeigt und
- das auch *in vivo* nur transient auftretende Genexpressionsänderungen *in vitro* erfassbar macht.

Sollten alle diese Punkte für ein Kultursystem zutreffen, sollte dieses System in der Lage sein *in vitro* eine Substanzklassifikation nach der Vorgehensweise von Ellinger-Ziegelbauer et al. (2008) und Fielden et al. (2007) möglich machen. Das System sollte dann außerdem in der Lage sein, die genauere Wirkweise der Substanz aufzuklären, da mittels Toxicogenomics ein breites Spektrum an Prozessen verfolgt werden kann.

3. Material und Methoden

3.1. Material

3.1.1. Chemikalien

3.1.1.1. Testsubstanzen

2-Nitrofluoren	Sigma
1,4-Dichlorbenzen	Sigma
2-Acetylaminofluoren	Sigma
3-Methylcholanthren	Sigma
4-(Methylnitrosamino)-1-(3-pyridyl)-1-butanon	Sigma
Acetamid	Sigma
Acetaminophen (Paracetamol)	Sigma
Aflatoxin B1	Sigma
Allylalkohol	Sigma
C.I Direct Black	Sigma
Cefuroxim	Sigma
Clonidin	Sigma
Cyproteronacetat	Sigma
Dehydroepiandrosteron	Sigma
Diethyl-stilbestrol	Sigma
Dimethylnitrosamin	Ehrenstorfer
Ethionin	Sigma
Ibuprofen	Sigma
Methapyrilen	Sigma
Methylcarbamat	Sigma
Methylendianilin	Sigma

3. Material und Methoden

N-Nitrosomorpholin	Sigma
N-Nitrosopiperidin	Ehrenstorfer
Nifedipin	Sigma
Piperonyl-butoxid	Sigma
Prazosin	Sigma
Propranolol	Sigma
Thioacetamid	Sigma
Wy-14643	Sigma

3.1.1.2. Allgemeine Chemikalien

4-(2-hydroxyethyl)-1-piperazineethansulfonsäure (HEPES)	Carl Roth
Asparagin	Sigma
Bovines Serum Albumin (BSA)	Carl Roth
Calciumchlorid·2 H_2O	Sigma
Chloroform	Carl Roth
Citrullin	Sigma
Kollagen I (11179179001)	Roche
Kollagenase	Sigma
Der CellTiter-Blue® Cell Viability Assay	Promega
Dexamethason	Sigma
Dulbecco's Modified Eagle Medium (DMEM) 10x	BioConcept
Essigsäure 96%	Carl Roth
Ethanol	Carl Roth
Ethylenglykoltetraessigsäure (EGTA)	Carl Roth
Glukose	Carl Roth
Glutamin	Sigma
High Capacity cDNA Reverse Transcription Kit	Applied Biosystems
Isopropanol	Carl Roth
Kaliumchlorid	Carl Roth
Kaliumdihydrogenphosphat	Carl Roth
Ketamin-ratiopharm®-100 mg O.K (PZN: 7538837)	Ratiopharm
L-Alanin	Sigma
L-Aspartatsäure	Sigma
L-Cystein	Sigma

3. Material und Methoden

L-Glutaminsäure	Sigma
L-Glycin	Sigma
L-Histidin	Sigma
L-Isoleucin	Sigma
L-Leucin	Sigma
L-Lysin	Sigma
L-Methionin	Sigma
L-Ornithin	Sigma
L-Phenylalanin	Sigma
L-Prolin	Sigma
L-Serin	Sigma
L-Threonin	Sigma
L-Tryptophan	Sigma
L-Tyrosin	Sigma
L-Valin	Sigma
Magnesiumsulfat	Carl Roth
Matrigel (354234)	BD Bioscience
Natriumchlorid	Carl Roth
Natriumhydroxid	Carl Roth
Penicillin/Streptomycin (P06-07100)	PAN Biotech
QIAzol®	Qiagen
Rompun 2%	Bayer
Sera Plus (Fetales Kälber Serum) (P30-3702)	PAN Biotech
TaqMan Universal PCR Mastermix (4318157)	Applied Biosystems
Williams Medium E (P04-29150)	PAN Biotech

3.1.2. Verbrauchsmaterial

6-well Kulturschalen	Sarstedt
96-well Platten schwarz	Greiner Bio One
Bindfaden	div. Anbieter
Einweg-Schläuche für Perfusion	Fresenius Kabi
Filtertop-Flaschen (250/500 ml)	Sarstedt
Kanülen (div.)	Braun
MicroAmp optische 96-well Platten	Applied Biosystems

3. Material und Methoden

MicroAmp optischer Abdeckfilm	Applied Biosystems
Petrischalen (10 cm)	Sarstedt
PH-Papier	Merck
Pipettenspitzen (div.)	Sarstedt
Pipettenspitzen 200 µl, weite Öffnung	Star Labs
Reaktionsgefäße (0,5/1,5/2 ml)	Sarstedt
Rollenpflaster	3M
Schraubröhrchen (15/50 ml)	Sarstedt
Serologische Pipetten (5/10/25 ml)	Sarstedt
Spritzen (div.)	BD Bioscience
Zellschaber	Sarstedt

3.1.3. Lösungen

3.1.3.1. Lösungen für die Herstellung der Perfusionspuffer

Die folgenden Lösungen basieren auf der Publikation von Seglen (1976)

Lösung	Zusammensetzung	
Aminosäure-Lösung	0,27 g	L-Alanin
	0,14 g	L-Aspartatsäure
	0,4 g	Asparagin
	0,27 g	Citrullin
	0,14 g	L-Cystein
	1 g	L-Histidin
	1 g	L-Glutaminsäure
	1 g	L-Glycin
	0,4 g	L-Isoleucin
	0,8 g	L-Leucin
	1,3 g	L-Lysin
	0,55 g	L-Methionin
	0,65 g	L-Ornithin
	0,55 g	L-Phenylalanin
	0,55 g	L-Prolin
	0,65 g	L-Serin

3. Material und Methoden

Lösung	Zusammensetzung	
	1,35 g	L-Threonin
	0,65 g	L-Tryptophan
	0,55 g	L-Tyrosin
	0,8 g	L-Valin
	ad 1 L Aqua dest. pH 7,6	
Calciumchlorid-Lösung	19 g	Calciumchlorid·2 H$_2$O
	ad 1L Aqua dest.	
EGTA-Lösung	47,5 g	EGTA
	ad 1 L Aqua dest. pH 7,6	
Glukose-Lösung	9 g	Glukose
	ad 1 L Aqua dest.	
Glutamin-Lösung	7 g	Glutamin
	ad 1 L Aqua dest.	
HEPES-Puffer	60 g	HEPES
	ad 1 L Aqua dest. pH 8,5 und pH 7,6	
KH-Puffer	60 g	Natriumchlorid
	1,75 g	Kaliumchlorid
	1,6 g	Kaliumdihydrogenphosphat
	ad 1 L Aqua dest. pH 7,4	
Magnesiumsulfat-Lösung	24,6 g	Magnesiumsulfat
	ad 1 L Aqua dest.	

3.1.3.2. Perfusionspuffer

Puffer	Zusammensetzung	
EGTA-Puffer	248 mL	Glucose-Lösung
	40 mL	KH-Puffer
	40 mL	HEPES-Puffer pH 8,5

3. Material und Methoden

Puffer	Zusammensetzung	
	60 mL	Aminosäure-Lösung
	4 mL	Glutamin-Lösung
Kollagenase-Puffer	155 mL	Glucose-Lösung
	25 mL	KH-Puffer
	25 mL	HEPES-Puffer pH 8,5
	38 mL	Aminosäure-Lösung
	10 mL	Calciumchlorid-Lösung
	2,5 mL	Glutamin-Lösung
	90 mg	Kollagenase
Suspensionspuffer	124 mL	Glucose-Lösung
	20 mL	KH-Puffer
	20 mL	HEPES-Puffer pH 7,6
	30ml	Aminosäure-Lösung
	2 mL	Glutamin-Lösung
	1,6 mL	Calciumchlorid-Lösung
	0,8 mL	Magnesiumsulfat-Lösung
	400 mg	BSA

3.1.3.3. Sonstige Lösungen

Lösung	Zusammensetzung	
PBS	80 g	Natriumchlorid
	2 g	Kaliumchlorid
	2 g	Kaliumdihydrogenphosphat
	9,2 g	Dinatriumhydrogenphosphat
	ad 1 L Aqua dest.	
	pH 7,4	

3. Material und Methoden

3.1.4. Genexpressions-Assays

Gene name	TaqMan Assay number	GenBank accession number
Abat	Rn00578656_m1	NM_031003.1
Abcb1	Rn00561753_m1	NM_012623.2
Apex1	Rn00821186_g1	NM_024148.1
Bax	Rn02532082_g1	NM_017059.1
Cdkn1a	Rn00589996_m1	NM_080782.3
Gadd45a	Rn00577049_m1	NM_024127.2
Gsk3β	Rn00583429_m1	NM_032080.1
Gsta2	Rn00566636_m1	NM_017013.4
Gsta5	Rn01511827_m1	NM_001009920.1
Hsf1	Rn01201402_m1	XM_001061027.1
Mdm2	Rn01502814_m1	NM_001108099.1
Mt1a	Rn00821759_g1	NM_138826.4
Myc	Rn00561507_m1	NM_012603.2
Myd116	Rn00591894_m1	NM_133546.2
Nqo1	Rn00566528_m1	NM_017000.3
Sds	Rn00588631_m1	J03863.1
Ugt1a6	Rn00756113_mH	NM_057105.3, NM_001039691.1
Atf3	Rn00563784_m1	NM_012912.1
Cdc2	Rn00570728_m1	NM_019296.1
Cdc20	Rn00596858_m1	NM_171993.1
Igfbp1	Rn00565713_m1	NM_013144.1
Hdc	Rn00566665_m1	NM_017016.1
Map3k1	Rn00564916_m1	NM_013055.1
Mcm6	Rn01483037_m1	NM_017287.1
Phgdh	Rn00821347_g1	NM_031620.1
Sult1a1	Rn01510633_m1	NM_031834.1
Top2a	Rn01467760_m1	NM_022183.2

3. Material und Methoden

3.1.5. Geräte

Sterilbank	HeraSafe HS18	Heraeus
Infusionspumpe	Volumat Agila	Fresenius Kabi
Schlauchheizung	Sahara Inline	Transmed
OP-Lampe	KL-1500 compact	Olympus
Zellsieb	100 µm Poren	Retsch
Zentrifugen	Rotina 35R	Hettich
	Megafuge 1.0R	Heraeus
	Centrifuge 5402	Eppendorf
	Centrifuge 5415R	Eppendorf
Inkubator	C150	Binder
Mikroskop	Eclipse TS100	Nikon
Waagen	ME 235P	Sartorius
	PB602	Mettler Toledo
Spectrophotometer	ND-1000	Nanodrop/PeqLab
Gelkammer		Biozym
Geldokumentation	CSX 1400M	Intas
Pipetten	Reference	Eppendorf
Pipettierhilfen	Pipetus	Hirschmann Laborgeräte
chirurgisches Besteck	diverse	Fine Science Tools
Thermocycler	T3000/TGradient	Biometra
Real-Time PCR	ABI 7500	Applied Biosystems
	ABI 7900HT	Applied Biosystems
Plattenlesegerät	Spectrafluor Plus	Tecan
Wasserbad	1083	GFL
Netzgerät	Powerpac 300	BioRad

3.2. Methoden

3.2.1. Isolation der primären Rattenhepatozyten

Verwendete Tiere

Für die Isolation der primären Hepatozyten wurden männliche Wistar-Ratten mit einem Gewicht von 200-250 g verwendet. Die Tiere wurden von Charles River in Sulzfeld bezogen und unter allgemein anerkannten Bedingungen gehalten. Die Tiere hatten freien Zugang zu Futter und Wasser.

Chirurgischer Ablauf

Der chirurgische Ablauf orientiert sich im wesentlichen an der Arbeit von Per O. Seglen [Seglen (1976)], wurde allerdings modifiziert.

Zur Anästhesie der Ratte wird eine Mischung aus Ketamin (120 mg/kg KG) und Rompun (20 mg/kg KG) intraperitoneal verabreicht. Nachdem durch Kontrolle des Lidreflexes und Testen der Schmerzempfindlichkeit (Schmerzreiz an einer Hinterpfote) sichergestellt wurde, dass das Tier in Narkose liegt, wird es in dorsaler Lage an allen vier Extremitäten fixiert und mittels Sprühdesinfektion eine aseptische OP-Umgebung geschaffen.

Mit zwei Schnitten ausgehend von der suprapubischen Region der Linea Alba nach rechts- und linksdorsal wird die Bauchdecke eröffnet, ohne das Peritoneum hierbei zu verletzen. Die Schnitte werden dann longitudinal nach cranial bis zur Axilla erweitert. Anschließend wird die Bauchdecke vorsichtig vom Peritoneum nach cranial abgelöst. Um ein Abfließen der Perfusionslösungen zu ermöglichen, wird die Bauchdecke dorsolateral zu den Hinterläufen eingeschnitten. Danach werden das Peritoneum und das verwendete Besteck mit 1xPBS abgespült, um anhaftende Haare zu entfernen und ein sauberes Operationsfeld zu erhalten. Anschließend wird das Peritoneum mit einer chirurgischen Pinzette nach ventral gezogen und durch einen Schnitt, der im suprapubischen Bereich startet und longitudinal bis zum Sternum ausgeführt wird, eröffnet. Hierbei ist unbedingt darauf zu achten, dass weder Leber noch andere Organe verletzt werden. Darauf folgend wird dieser Longitudinalschnitt nach rechts

3. Material und Methoden

und links durch Transversalschnitte im Bereich des Rippenbogens und der Hinterläufe erweitert. Hierdurch kann das Peritoneum nun nach außen gezogen werden.

Um einen Zugang zur V. portae zu erhalten, wird das komplette Magen- Darmpaket nach links aus dem Bauchraum herausgeschoben.

Um die Perfusion durch die V. portae möglich zu machen, wird zunächst maximal distal zur Leber eine Ligatur vorbereitet, die später zum Halten der V. portae dient. Ca. 5-7 mm davon wird proximal zur Leber eine zweite Ligatur vorbereitet. Nun wird die V. portae, während sie an der distalen Ligatur gehalten wird, zwischen beiden Ligaturen an- aber nicht durchgeschnitten. In die so eröffnete V. portae wird nun die Kanüle durch die proximale Ligatur hindurch in die V. portae eingeführt und die proximale Ligatur wird durch einen Knoten verschlossen. Es setzt eine umgehende Entfärbung der Leber ein. Um einen zu hohen Perfusionsdruck zu vermeiden, werden die beiden Jugularvenen durchtrennt, um eine Druckentlastung zu schaffen. Anschließend wird die proximale Ligatur samt Kanüle durch einen zweiten Knoten gesichert und die Kanüle samt Schlauch fixiert.

Technischer Ablauf

Die technische Durchführung der Hepatozytenisolation gründet sich im wesentlichen auf die Arbeit „Preparation of Isolated Rat Liver Cells" von P.O. Seglen, die er im Jahr 1976 veröffentlichte [Seglen (1976)]. Sie dient heute nahezu allen Wissenschaftlern, die auf diesem Gebiet arbeiten, als Grundlage für ein reproduzierbares Isolationsergebnis. Dieses zweistufige Verfahren wurde auch zur Isolation der Hepatozyten verwendet, die für die folgenden Experimente benötigt wurden. Die folgenden Beschreibungen beziehen sich, wenn nicht anders angegeben, auf die Arbeit von Seglen [Seglen (1976)].

Durch o.g. Arbeit ist schon seit geraumer Zeit bekannt, dass die zweistufige Perfusionsmethode die Methode der Wahl ist, um reproduzierbar eine gute Qualität der isolierten Hepatozyten zu erhalten. Sie beruht, wie der Name schon sagt, auf zwei wesentlichen Schritten:

1. Entfernung von Ca^{2+}-Ionen durch Präperfusion mit einem EGTA-haltigen Puffer

3. Material und Methoden

2. Dispersion der Hepatozyten durch eine Perfusion mit Kollagenase-haltigen Puffer

Die Entfernung von Ca^{2+}-Ionen ist sehr wichtig, da ein Ca^{2+}-Entzug zur Lockerung der Zell-Zell-Verbindungen beiträgt. Ca^{2+} ist aber auch ein essenzieller Cofaktor für die Funktionalität der Kollagenase. Aus diesem Grund muss dem Kollagenase Puffer Ca^{2+} zugesetzt werden. Dies steigert die Reproduzierbarkeit der Perfusion und die Vitalität der Zellen erheblich. Die bei Seglen (1976) beschriebene Apparatur zur Perfusion wurde von uns auf die modernen Anforderungen der Wissenschaft insofern angepasst, dass wir ein kommerziell erhältliches Infusionssystem nutzen, das die Verwendung von Einmalmaterial ermöglicht. Die Lösungen wurden außerdem nicht vorgewärmt, da wir zu diesem Zweck ein Inline-Heizsystem benutzen, dass die Lösung unmittelbar vor der Perfusionsnadel erwärmt. Der genaue Aufbau der Apparatur ist in Abb. 3.1 zu sehen und beschrieben. Nach der Platzierung der Perfusionsnadel nach o.g. Vorgehen wird zunächst die Leber 10 Minuten mit auf 37°C temperiertem EGTA-Puffer perfundiert. Der Perfusionsfluss beträgt 15 mL/min. Nach dieser Zeit wird begonnen, mit dem auch auf 37°C temperierten Kollagenase-Puffer zu perfundieren. Der Perfusionsfluss wird hierbei angepasst, wenn erkannt wird, dass der Perfusionsdruck zu stark steigt. Um dies beurteilen zu können, wird der Flüssigkeitsstand im Druckausgleichsschlauch zu Beginn der Perfusion markiert und permanent beobachtet. Die Dauer der Perfusion mit Kollagenase-Puffer variiert zwischen zwischen 10 und 15 Minuten. Der Endpunkt ist erreicht, wenn die Dispersion der Leberzellen deutlich zu erkennen ist. Nachdem die Leber herauspräpariert wurde, wird sie in eine Petrischale mit Suspensionspuffer verbracht. Unter sterilen Bedingungen wird nun die Leberkapsel vorsichtig eröffnet und die Zellen durch vorsichtiges Hin- und Herschwenken der Leber im Suspensionspuffer herausgelöst. Es muss bei allen Schritten penibel darauf geachtet werden, dass die Zellen einer möglichst geringen mechanischen Beanspruchung ausgesetzt sind. Nach Herauslösen der Hepatozyten wird die erhaltene Zellsuspension durch ein 100 μm Zellsieb gegeben. Die erhaltene Zellsuspension wird gleichmäßig auf mehrere 50 ml Schraubröhrchen aufgeteilt und mit Suspensionspuffer auf 20 ml aufgefüllt. Es folgt nun ein Zentrifugationsschritt bei 50 x g über 5 Minuten bei 4°C. Anschließend wird der Überstand verworfen und das Pellet in max. 5 ml Suspensionspuffer resuspendiert. Dieser Zentrifugations- und Resuspendierungsschritt kann, wenn viele Zelltrümmer vorhanden sind, auch 1-2x wiederholt werden. Nach dem letzten Zentrifugieren werden die resuspendierten Zellen in einem Falcon vereinigt und per Trypanblau-Ausschluss die Vitalität bestimmt. Bis

3. Material und Methoden

zur Verwendung der Zellen werden diese auf Eis aufbewahrt. Es ist bei der Handhabung der Zellen unbedingt darauf zu achten, dass nur weitlumige Pipetten und Pipettenspitzen benutzt werden, da diese den mechanischen Stress für die Zellen verringern. Des weiteren dürfen alle Resuspensionsschritte nur unter vorsichtigem Invertieren der Falcons durchgeführt werden.

3. Material und Methoden

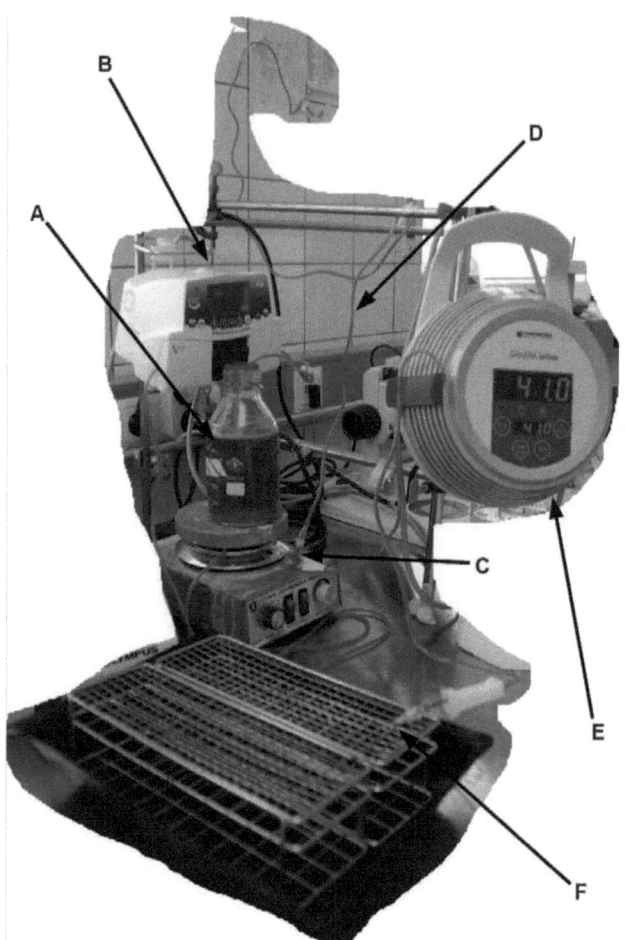

Abbildung 3.1.: Apparatur zur Perfusion:

A: Reservoir
B: Infusionspumpe
C: Dreiwegehahn
D: Schlauch zum Druckausgleich
E: Inline-Heizgerät
F: Perfusionsnadel

3.2.2. Zellkultur

Allgemeine Zellkultur

Nachdem die Hepatozyten wie im Abschnitt 3.2.1 beschrieben isoliert wurden, werden jeweils 1 Mio. Zellen pro well einer 6-well-Platte ausgestreut. Während einer Anheftzeit von 3 h wurden die Zellen in Vollmedium (Williams Medium E mit 10% FCS, 100 nM Dexamethason, 100 E/mL Penicillin, 0,1 mg/mL Streptomycin, 10 μg/mL Gentamycin) kultiviert. Nach dieser Anheftzeit wurde auf serumfreies Williams Medium E gleicher Zusammensetzung umgestellt. Die Zellen wurden bei 37°C und 5% CO_2 inkubiert.

Monolayer Kulturen

Zur Kultivierung der Hepatozyten in der Monolayer Kultur wurden in die wells der 6-well-Platten am Tag vor der Isolation jeweils ca. 1 mL einer Kollagen-Lösung (250mg/L in 20%iger Essigsäure) pipettiert, die Lösung wieder abgesaugt und die Platten trockneten über Nacht. Am Tag der Isolation wurden diese dann zweimal mit 1x PBS gewaschen, und jeweils 3 mL Vollmedium in die wells gegeben, bevor die Zellen ausgestreut wurden. Nach einer dreistündigen Anheftzeit wurden die Zellen zweimal mit PBS gewaschen und in 2 mL serumfreiem Medium bis zum Versuchsbeginn weiter kultiviert.

Matrigel Kulturen

Für die Matrigel Kulturen wurden 10 mL Matrigel mit Williams Medium E (nur unter Zusatz der Antibiotika) zu 30 mL verdünnt. 1 mL dieser Lösung wurden dann in jedes well der 6-well-Platten gegeben und nach 1 h bei 37°C im Inkubator wurden 3 mL Vollmedium zugesetzt und die Zellen ausgestreut. Da Matrigel sehr fragil ist, wurde auf ein Waschen der Zellen verzichtet und nach 3 Stunden Anheftung nur ein Mediumwechsel auf 2 mL serumfreies Medium durchgeführt. Die Zellen wurden so bis zum Versuchsbeginn kultiviert.

3. Material und Methoden

Sandwich Kulturen

Zur Herstellung der Sandwich Kulturen wurden 10 mg Kollagen Typ I in 12 mL steriler 0,2%iger Essigsäure gelöst, 1,2 mL 10x DMEM zugesetzt und mit 1 M NaOH-Lösung neutral titriert. Alle diese Schritte müssen gekühlt erfolgen, um einer vorzeitigen Gelbildung vorzubeugen. Anschließend wurden jeweils 250 µL dieser Lösung in jedes well der 6-well-Platten pipettiert und im Inkubator 45 min bei 37°C zur Gelbildung inkubiert. Anschließend wurden 3 mL Vollmedium hinzugegeben und die Zellen ausplattiert. Nach der 3-stündigen Anheftzeit wurden die Zellen 2x mit reinem Williams Medium E ohne Zusätze gewaschen und die zweite Schicht Kollagen (250 µL) wurde in o.g. Weise hinzugefügt. Nach der Gelbildung (45 min bei 37°C) wurden dann 2 mL serumfreies Medium hinzugefügt und die Zellen so bis zum Versuchsbeginn kultiviert.

3.2.3. Zytotoxizität

Theoretischer Hintergrund

Zur Bestimmung der Zytotoxizität der verwendeten Substanzen wurde der CellTiter-Blue® Test der Firma Promega benutzt.

Dieser Test beruht darauf, dass lebende Zellen in der Lage sind, Resazurin zu Resorufin zu metabolisieren (s. Abb. 3.2). Resazurin besitzt eine dunkelblaue Farbe und eine geringe Fluoreszenz. Das durch Reduktion entstehende Resorufin besitzt im Gegensatz dazu eine pinke Farbe und eine intensive Fluoreszenz bei einer Exzitationswellenlänge von 579 nm und einer Emissionswellenlänge von 584 nm (s. Abb. 3.3 B). Außerdem verändert sich das Absorptionsmaximum von 605 nm (Resazurin) zu 573 nm (Resorufin) (s. Abb. 3.3 A). Da die Fluoreszenz einen sensibleren Parameter darstellt, wurde diese zur Berechnung der Zytotoxizität herangezogen.

3. Material und Methoden

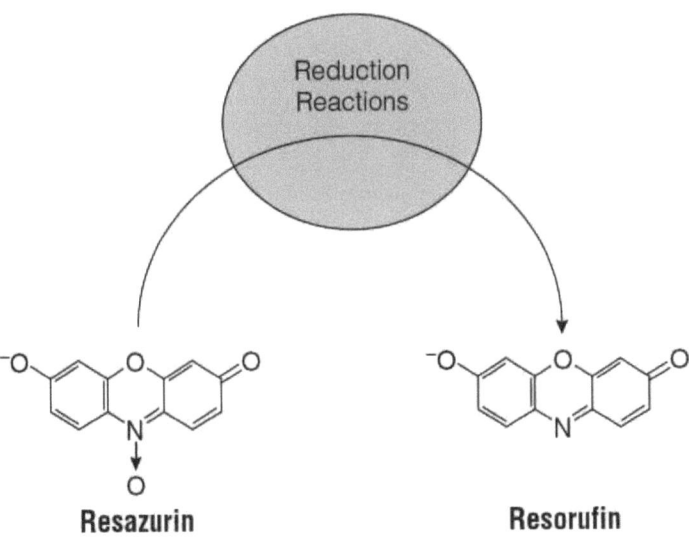

Abbildung 3.2.: Die CellTiter-Blue®- Reaktion besteht in einer Umsetzung von Resazurin in Resorufin. Diese Reaktion kann nur in lebenden Zellen stattfinden. Quelle: www.promega.com

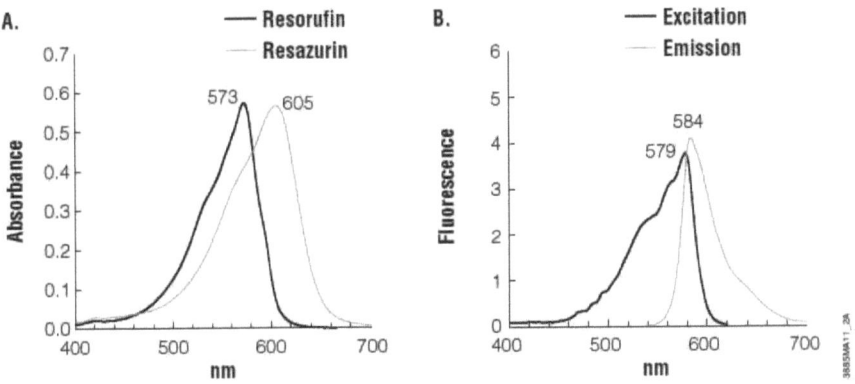

Abbildung 3.3.: Das bei der CellTiter-Blue®-Reaktion entstehende Resorufin besitzt eine anderes Absorptionsmaximum (605 nm) als Resazurin (573 nm) (A). Resorufin besitzt bei einer Anregungswellenlänge von 579 nm ein Emissionsmaximum bei 584 nm (B). Quelle: www.promega.com

3. Material und Methoden

Experimentelle Durchführung

Die Hepatozyten wurden zuerst wie in Abschnitt 3.2.1 beschrieben isoliert und wie in Kapitel 3.2.2 beschrieben über Nacht kultiviert. Dann wurden sie mit den Substanzen in 8 Konzentrationen (s. Tab. 4.1 S. 52 , Tab. 4.2 S. 53) inkubiert. Es wurde hier wie in Kapitel 3.2.4 beschrieben vorgegangen mit dem Unterschied, dass jeweils 2 Konzentrationen (3 wells pro Konzentration) auf einer 6-well-Platte vermessen wurden. Es wurde hier ausschließlich die Zytotoxizität im Sandwich-Kultur-System bestimmt. Außerdem wurde ein Inkubationszeitraum von 3 Tagen gewählt, da so auch geringere Toxizitäten erfasst werden konnten.

Nach Ablauf des Inkubationszeitraumes von 3 Tagen wurde dem Medium nach Protokoll das CellTiter-Blue®-Reagenz zugesetzt. 4 Stunden nach Inkubation im Inkubator wurde der Überstand abgenommen und der Messung zugeführt. Als Referenz wurden Zellen verwendet die alle o.g. Schritte durchliefen bis auf die Behandlung mit den Substanzen.

Die Inkubationen wurden dreimal unabhängig voneinander durchgeführt. Es wurden pro Inkubation 3 wells inkubiert und von jedem well 3 technische Replikate vermessen.

3.2.4. Substanzinkubation

Nachdem die Zellen isoliert (s. Kapitel 3.2.1), entsprechend ausplattiert und vorinkubiert wurden (s. Kapitel 3.2.2) begann am Tag 1 nach der Isolation die Substanzinkubation.

Hierzu wurden die Stammlösungen der verwendeten Substanzen entweder in DMSO oder Wasser so angesetzt, dass immer die gleiche Menge von 10 μL des Lösemittels in 3 mL serumfreiem Medium enthalten waren, unabhängig davon, welche Substanzkonzentration später im Medium herrschen sollte.

Es wurde hierbei so verfahren, dass bei allen Versuchen zur Genexpression 3 wells der 6-well-Platte mit Substanz und 3 wells nur mit Medium und Lösemittel inkubiert wurden, um eine Gleichbehandlung von behandelten Zellen und Kontrollzellen zu gewährleisten. Um eine gleichmäßige Substanzkonzentration in allen 3 wells zu gewährleisten, wurden die 10 μL nicht in jedes einzelne well gegeben sondern die

3. Material und Methoden

komplette benötigte Menge an Versuchsmedium angesetzt und dann jeweils 3 mL in jedes well gegeben.

3.2.5. RNA-Isolation

Hintergrund

[1] Das QIAzol-Lysereagenz ist eine monophasische Lösung aus Phenol und Guanidinthiocyanat, das dazu entwickelt wurde, das Lysieren von fetthaltigem Gewebe und die Inhibierung von RNAsen zu erleichtern. Nach Zugabe von Chloroform entstehen eine wässrige und eine organische Phase. Nach Schütteln und Zentrifugieren des zweiphasigen Systems trennen sich die zwei Phasen in eine obere wässrige, eine untere organische Phase und eine Interphase. Die RNA befindet sich in der oberen Phase, die DNA in der Interphase und die Proteine in der unteren Phase. Die RNA wird durch Zugabe von Isopropanol zur abgenommenen oberen wässrigen Phase ausgefällt. Die RNA wird dann heruntergezentrifugiert, der Überstand verworfen und das Pellet mit Ethanol gewaschen. Nach Verwerfen des Ethanolüberstandes und Trocknung des Pellets wird dieses in RNAse freiem Wasser aufgenommen. Da dieses Verfahren auf die Trennung von RNA, DNA und Proteinen ausgelegt ist, ist das vorhandene Kollagen kein störender Faktor. Das Kollagen wird beim Ernten durch das Reagenz aufgelöst und in den Aufreinigungsschritten von der RNA abgetrennt.

Protokoll

Die Isolation erfolgte mit dem QIAzol®-Lysereagenz. Hierzu wurde folgendermaßen verfahren:

1. Absaugen des Versuchsmediums nach Ende der Inkubationszeit
2. Direkte Zugabe von 1 mL QUIAzol®
3. nach 5 Minuten: Ernten der Zellen im QUIAzol® mit Hilfe eines Zellschabers
4. Überführen des Lysates in Reaktionsgefäße

---
[1] Modifiziert nach dem QIAzol®-Handbuch Stand 01/2009

3. Material und Methoden

5. Zugabe von 200 µL Chloroform zu 1 mL Lysat
6. Starkes Schütteln für 15 Sekunden
7. 2-3 Minuten Inkubation der Proben bei Raumtemperatur zur ersten Phasentrennung
8. 15 Minuten Zentrifugation bei 12.000 x *g* bei 4°C
9. Transfer der oberen wässrigen Phase und Zugabe von 0,5 mL Isopropanol pro mL ursprünglich eingesetztem Lysereagenz
10. Inkubation für 10 Minuten bei Raumtemperatur
11. 15 Minuten Zentrifugation bei 12.000 x *g* bei 4°C
12. Vorsichtige Abnahme und Verwerfen des Überstandes
13. Zugabe von 1 mL 75%igem Ethanol zum RNA-Pellet pro mL Lysereagenz und 5 Minuten Zentrifugation bei 7.500 x *g* bei 4°C
14. Vorsichtige Abnahme des Überstandes und RNA-Pellet an der Luft trocknen lassen
15. Zugabe von 15 µL RNAse-freiem Wasser und Auflösen des Pellets
16. Einfrieren der Proben bei -80°C bis zur weiteren Verwendung

3.2.6. RNA-Bestimmung und cDNA-Synthese

Bestimmung des Gehalts und der Reinheit der isolierten RNA

Zur Bestimmung des Gehaltes und der Reinheit der isolierten RNA wurde ein Spektrophotometer des Typs ND-1000 von Nanodrop verwendet. 2 µL der isolierten RNA wird zur Messung auf den Messfuß des Gerätes gegeben und vermessen. Neben der Ausgabe der RNA-Menge wird außerdem der Quotient der Absorptionen bei 260 und 280 nm ausgegeben, der eine erste Aussage über die Qualität der RNA machen lässt. Dieser Quotient sollte bei 2,0 liegen. Nach der Messung wird die RNA-Lösung vom Messfuß des Spektrophotometers direkt in den Laufpuffer für ein Agarosegel gegeben und anschließend visuell die Qualität der RNA kontrolliert. Hierbei wird

3. Material und Methoden

darauf geachtet, dass im Agarosegel zwei scharf getrennte Banden (18s- und 28s-Bande) zu sehen sind und keine Degradation der RNA aufgetreten ist. DIese würde ich sich in verwaschenen Laufspuren zeigen.

Es ist wichtig, dass diese Schritte gemacht werden, bevor die RNA für eine Umschreibung in cDNA eingesetzt wird, da eine entsprechende Qualitätskontrolle danach nicht mehr möglich ist.

Umschreibung der total-RNA in cDNA

Da zur weiteren Analytik mittels realtime-PCR keine RNA benutzt werden kann, wird die total-RNA in einzelsträngige cDNA umgeschrieben. Dies erfolgte mit dem „High Capacity cDNA Reverse Transcription Kit" der Firma Applied Biosystems. Nach dem Zusammenführen der einzelnen Bestandteile auf Eis wird folgendes PCR-Programm ausgeführt:

1. 10 Minuten bei 25°C (Aktivierung des Enzyms)
2. 120 Minuten bei 37°C (Umschreibung)
3. 5 Minuten bei 85°C (Inaktivierung des Enzyms)
4. 4°C bis zur Entnahme der Proben (zur besseren Stabilität der Proben)

Durch den einzigen Synthese-Schritt und fehlendes Aufschmelzen der PCR-Produkte wird sichergestellt, dass die RNA (2 μ g pro Reaktion, enspricht 100 ng/μL) 1:1 in cDNA umgeschrieben wird. Dies ist besonders wichtig, da wie oben beschrieben der Gehalt nach der Umschreibung nicht mehr bestimmt werden kann. Im Anschluss wird die cDNA 1:10 verdünnt, dass sich eine Konzentration von 10 ng/μL einstellt.

3.2.7. Quantitative real time PCR

Um die in Kapitel 2 beschriebenen Einflüsse der Kultur- und Versuchsbedingungen zu untersuchen, wurden Gene ausgesucht, deren Expressionslevels mittels quantitativer real time PCR kontrolliert wurden. Die Auswahl der Gene wird beim entsprechenden Versuch genauer beschrieben.

3. Material und Methoden

Allgemeines

Die quantitative real time PCR (qRT-PCR)ist vom Prinzip her nichts anderes als eine „normale" PCR-Reaktion. Jedoch wird nach jedem Vervielfältigungs-Zyklus der Gehalt des entstehenden Produktes bestimmt. Dies geschieht in der Regel durch eine Fluoreszenz-Messung. Die entstehende Fluoreszenz ist mit der Menge des entstehenden Produktes korreliert. Die Methode, die in dieser Arbeit verwendet wurde, ist die Verwendung von TaqMan®-Sonden. Das Prinzip dieser Sonden beruht darauf, dass es neben den spezifischen Primern auch eine mit einem Fluoreszenz-Farbstoff (Reporter) und einem Quencher versehene Sonde gibt, die im Bereich zwischen den Primern bindet. Durch die relative Nähe des Quenchers zum Fluoreszenz-Farbstoff wird die Fluoreszenz unterdrückt. Da die verwendete DNA-Polymerase auch eine 5'-Exonuklease-Aktivität besitzt, wird die Sonde abgebaut und der Quencher wird vom Reporter getrennt. Die Fluoreszenz wird nicht mehr unterdrückt und es gibt ein Signal (S. Abb. 3.4). Die Signalstärke korreliert direkt mit der Menge des gebildeten Produktes.

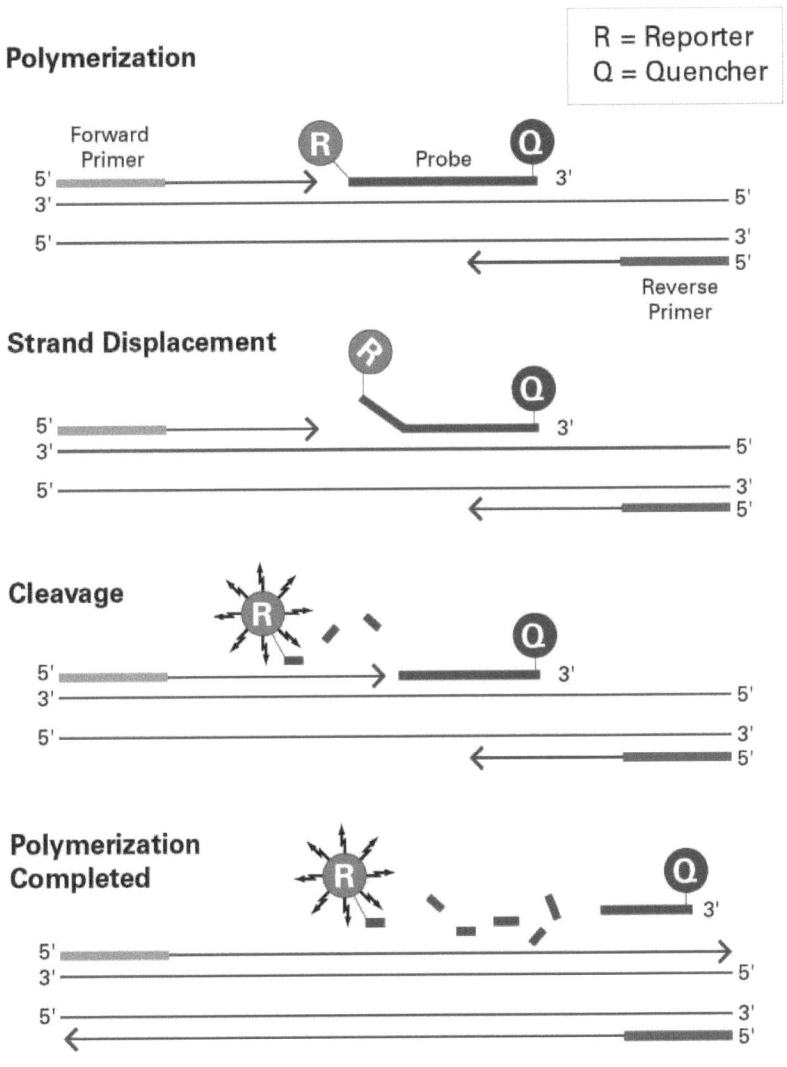

Abbildung 3.4.: Das Funktionsprinzip der TaqMan®-Sonden beruht auf der 5'-Exonuklease-Aktivität der verwendeten DNA-Polymerase und der Verwendung eines Quenchers. Quelle: www.appliedbiosystems.com

3. Material und Methoden

Verwendetes Protokoll

Zur Vermessung der im Abschnitt 3.2.6 hergestellten cDNA wurde nach dem Protokoll der Firma Applied Biosystems vorgegangen. Hierzu wurden pro Reaktion folgende Komponenten in den genannten Mengen zusammengefügt:

- 1 µL TaqMan® Genexpressions-Assay (genspezifisch)
- 10 µL TaqMan® Universal Mastermix
- 4 µL cDNA (entspricht 40 ng)
- 5 µL RNAse-freies Wasser

Es wurde das folgende Standard-Thermocycler-Programm verwendet:

1. 2 Minuten bei 50°C (UNG-Inkubation[2])
2. 10 Minuten bei 96°C (Aktivierung der Polymerase)
3. 15 Sekunden bei 96°C (Denaturierung)
4. 1 Minute bei 60°C (Annealing und Verlängerung)
5. nach Standard-Protokoll bilden die Schritte 3 und 4 die eigentliche PCR. Diese beiden Schritte werden 40 mal wiederholt.

Auswertung

Zur Auswertung der qRT-PCR wurde die $2^{-\Delta\Delta Ct}$-Methode angewandt. Der Ct-Wert stellt den Zyklus dar, bei dem die Genexpression das Hintergrundrauschen durchbricht. Je geringer der Ct-Wert ist, desto stärker wird das Gen exprimiert. Ein um den Wert 1 verminderter Ct-Wert bedeutet eine um den Faktor 2 erhöhte Expression. Da es sich bei der $2^{-\Delta\Delta Ct}$-Methode um eine relative Quantifizierung handelt, benötigt man eine Versuchsbedingung, zu denen alle anderen Ct-Werte in Relation gesetzt werden. Die Ct-Werte dieser Bedingung werden als Kalibrator bezeichnet.

Neben dem zu messenden Gen muss imer eine endogene Kontrolle mitgeführt werden. Dies ist ein Gen, das unter allen Versuchsbedingungen gleich exprimiert wird. Auf diese endogene Kontrolle werden alle anderen Ct-Werte bezogen. In unserem

---

[2]UNG: Uracil N-glycosylase; entfernt Produkte aus vorherigen PCR's

3. Material und Methoden

Fall wurde hier β-Aktin verwendet. Hierzu werden aus den Messdaten der qRT-PCR drei Messwerte (Ct-Werte) benötigt:

1. Der Ct-Wert der endogenen Kontrolle (Ct_{ENDO})
2. Der Ct-Wert des Kalibrators (Ct_{CAL})
3. Der Ct-Wert der Versuchsbedingung (Ct_{EXP})

Der erste Schritt zur Berechnung des $2^{-\Delta\Delta Ct}$-Wertes ist die Berechnung des ΔCt-Wertes. Dieser errechnet sich aus der Differenz aus den Ct-Werten der endogenen Kontrollen und den Ct-Werten aller Proben incl. des Kalibrators.

$$Ct_{CAL/EXP} - Ct_{ENDO} = \Delta Ct$$

Der zweite Schritt ist die Berechnung des ΔΔCt-Wertes. Dieser errechnet sich aus der Differenz des ΔCt-Wertes des Kalibrators und dem Δ-Ct-Wert der Versuchsbedingung.

$$\Delta Ct_{CAL} - \Delta Ct_{EXP} = \Delta\Delta Ct$$

Der letzte Schritt ist die Transformation des ΔΔCt-Wertes in den $2^{-\Delta\Delta Ct}$-Wert. Aus den o.g. Formeln ergibt sich für die Kalibrator-Proben ein $2^{-\Delta\Delta Ct}$-Wert von 1. Alle Werte größer 1 bedeuten eine verstärkte Expression, alle Werte zwischen 0 und 1 eine verminderte Expression des zu untersuchenden Gens.

3.2.8. *in vivo*-Versuche

Für die *in vivo*-Versuche wurden männliche Wistar-Ratten mit einem Gewicht von 200-250 g verwendet. Die Tiere wurden von Charles River in Sulzfeld bezogen und unter allgemein anerkannten Bedingungen gehalten. Die Tiere hatten bis zu Beginn des Experiments freien Zugang zu Futter und Wasser. Vier Stunden vor den oralen Substanz-Gaben wurde den Tieren das Futter entzogen. Der freie Zugang zum Wasser blieb erhalten. Nach der Substanzapplikation wurde der Zugang zum Futter wieder gewährt.

Die hier durchgeführten Tierversuche sind unter dem Aktenzeichen 87-51.04.2010.A076 beim Landesamt für Natur, Umwelt und Verbraucherschutz Nordrhein-Westfalen genehmigt.

4. Ergebnisse

4.1. Identifizierung geeigneter Kulturbedingungen

[1]Wie in Kapitel 1.3 bereits beschrieben, sind primäre Hepatozyten ein gut etabliertes Testsystem für Metabolismus-Studien [Hewitt et al. (2007); Gebhardt et al. (2003); Hengstler et al. (2000, 2005); Brulport et al. (2007); Höhme et al. (2007); Saussele et al. (2007); Klingmüller et al. (2006); Ruhnke et al. (2005)].

Es wurden zahlreiche Kulturbedingungen wie z.b. 3D-Kultursysteme und Mediumzusätze variiert, um die Kulturen für Phase I- und II-Metabolismus zu optimieren [Ringel et al. (2005); Saussele et al. (2007)]. Außerdem haben andere Studien gezeigt, dass die RNA-Expressionslevels *in vitro* entscheidend von den Kulturbedingungen abhängen und zum Teil stark von der *in vivo*-Situation abweichen [Tuschl et Mueller (2006)].

Trotz dieser vorliegenden Studien wurde bisher noch nicht systematisch untersucht, welchen Einfluss das Kultursystem auf die Genexpressionsveränderungen hat, die durch Testsubstanzen hervorgerufen werden. Zu diesem Zweck wurde untersucht, welches Kultursystem, das oft für Hepatozyten benutzt wird, das System ist, das für diese Untersuchungen geeignet ist. Die drei untersuchten Systeme sind:

---

[1]Die Daten in diesem Abschnitt sind aus Schug et al. (2008) entnommen

4. Ergebnisse

1. **Kollagen Sandwich Kulturen:** Das System besteht aus zwei weichen Kollagen-Schichten, zwischen denen die Zellen eingebettet sind (s. Abb. 4.1 und Kapitel 3.2.2)

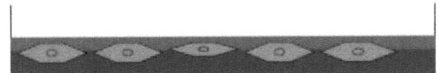

Abbildung 4.1.: Schema der Kollagen Sandwich Kultur

2. **Kollagen Monolayer Kulturen:** Bei diesem Kultursystem wird der Boden der Kulturplatte mit einer dünnen Schicht Kollagen beschichtet (s. Abb. 4.2 und Kapitel 3.2.2).

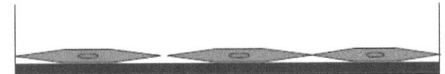

Abbildung 4.2.: Schema der Kollagen Monolayer Kultur

3. **Matrigel®-Kulturen:** Dieses Kultursystem besteht aus einer Schicht Matrigel®, in das die Zellen einsinken (s. Abb. 4.2 und Kapitel 3.2.2).

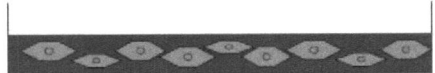

Abbildung 4.3.: Schema der Matrigel® Kultur

Zur Untersuchung dieser Kultursysteme wurden vier Gene ausgesucht, die laut einer Interlabor-Studie durch das Antihistaminikum und nicht-gentoxische Karzinogen Methapyrilen (MPy) beeinflusst werden [Beekman et al. (2006)]. Diese vier Gene sind: *Abat, Gsk3β, Myd116* und *Sult1a1*. In dieser Studie wurden *Abat* und *Sult1a1* 5-fach bzw. 7-fach herunterreguliert, während *Gsk3β* und *Myd116* 2-fach bzw. 4-fach hochreguliert wurden.

Das Experiment wurde so angelegt, dass man außerdem eine Aussage machen kann, ob eine Inkubation über 4 h ausreicht oder ob eine Inkubation über 24 h deutlichere Ergebnisse zeigt. Es wurden für jeden Zeitpunkt zwei Konzentrationen getestet (100 und 200 μM). Außerdem wurden Kontrollzellen zu Versuchsbeginn geerntet, deren

4. Ergebnisse

Genexpression als Kalibrator verwendet wurde. Zu jedem Zeitpunkt wurde eine unbehandelte Kontrolle mitgeführt.

Es wurden drei unabhängige Experimente durchgeführt, wobei für jedes Experiment je ein anderes Spendertier benutzt wurde. Außerdem wurden pro Tier 3 biologische Replikate (3-wells) verwendet. In Abb. 4.4 und 4.5 sind die Ergebnisse aus allen 3 Experimenten zusammengefasst. Die einzelnen Experimente sind im Anhang auf den Abbildungen A.1 - A.6 dargestellt.

Nach 24 Stunden konnte bei *Abat* eine schwache und bei *Sult1a1* ein signifikante Herunterregulierung der RNA-Expression sowohl bei 100 als auch bei 200 μM beobachtet werden (Abb. 4.4 A und B). Nach 4 Stunden konnte dieser Effekt noch nicht beobachtet werden (Abb. 4.4 A und B). In Matrigel® ist die Herunterregulierung weniger überzeugend (Abb. 4.4 C und D). In der Monolayer Kultur verursacht MPy eine signifikante Herunterregulierung der mRNA-Level (Abb. 4.4 E und F).

Während in Abbildung 4.4 zwei Gene gezeigt werden, die nach Beekman et al. (2006) herunterreguliert sind (*Abat*, *Sult1a1*), sind in Abbildung 4.5 zwei Gene dargestellt, die hochreguliert werden (*Gsk3β* und *Myd116*).

In der Sandwich Kultur werden sowohl *Gsk3β* als auch *Myd116* bei einer MPy-Konzentration von 100 μM nach 24 h hochreguliert. Bei einer Konzentration von 200 μM fallen die Genexpressionen im Vergleich zur niedrigeren Konzentration wieder ab (Abb. 4.5 A und B). Dies kann durch eine beginnende Toxizität von MPy bei dieser Konzentration erklärt werden. Im Gegensatz zur Inkubationszeit von 24 Stunden konnte nach 4 Stunden noch keine Hochregulation von *Gsk3β* beobachtet werden (Abb. 4.5 A), wobei die *Myd116* RNA-Expression schon nach 4 Stunden Behandlung anstieg (Abb. 4.5 B). Bei Monolayer Kulturen wurden sowohl *Gsk3β* als auch *Myd116* induziert, wobei dies nicht ganz so stark ausgeprägt war wie in den Sandwich Kulturen (Abb. 4.5 E,F). Überraschend ist, dass man in Matrigel komplett andere Ergebnisse sieht: weder *Gsk3β* noch *Myd116* scheinen hier durch MPy induziert worden zu sein (Abb. 4.5 C,D).

Einen weiteren Hinweis auf die Eignung des Sandwich Kultursystems zeigt Abb. 4.6. Der einzelne Versuch legt nahe, dass in dem System auch nach einer 3-wöchigen Kultivierung der Hepatozyten die Genexpressionsänderungen von *Abat*, *Gsk3β*, *Myd116* und *Sult1a1* noch sichtbar sind.

4. Ergebnisse

Zusammenfassend legen diese Daten nahe, dass die Kollagen Sandwich Kultur klare und reproduzierbare Ergebnisse bei den MPy-induzierten Genexpressionsänderungen der Gene *Abat, Gsk3β, Myd116* und *Sult1a1* liefert. Ähnliche Effekte, wenn auch weniger stark ausgeprägt, kann man in der Kollagen Monolayer Kultur beobachten. Matrigel Kulturen liefern keine überzeugenden Ergebnisse.

4. Ergebnisse

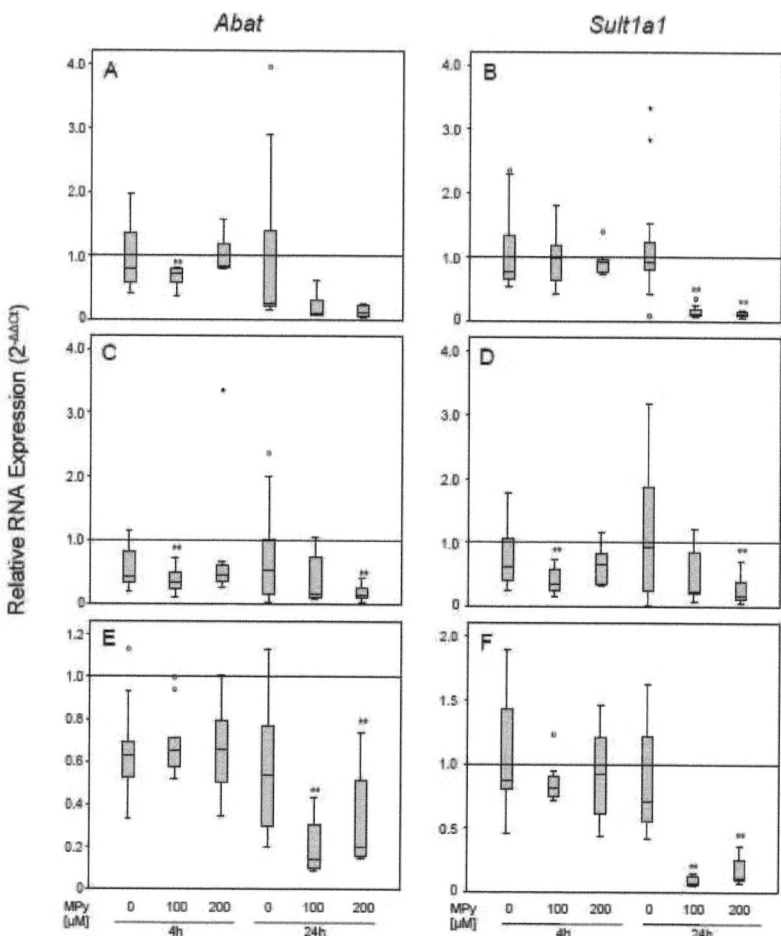

Abbildung 4.4.: *Abat* und *Sult1a1* RNA Expression in drei verschiedenen Kultursystemen mit primären Hepatozyten: Sandwich Kulturen (A, B), Matrigel Kulturen (C,D) und 2D Kulturen (E, F). Die Hepatozyten wurden mit 100 und 200 μM Methapyrilen für 4 und 24 Stunden inkubiert. Ein Expressionslevel von 1 entspricht der RNA Expression zu Beginn des jeweiligen Experiments. Die horizontale Linie in der Mitte einer Box bezeichnet den Median. Die Grenzen einer Box stellen die 25% und 75% Perzentile dar. Die Whiskers zeigen die Werte an, die in die 1,5fache Boxlänge fallen. * sind Extremwerte und o sind Ausreißer. ** sind signifikante Änderung zur Kontrolle (P$\leq$ 0,05, t-Test). Die Daten wurden aus 3 unabhängigen Experimenten mit jeweils einem Tier pro Experiment ermittelt. Nur für den Ausgangspunkt zu Beginn des Experiments wurden 6 Replikate benutzt.

4. Ergebnisse

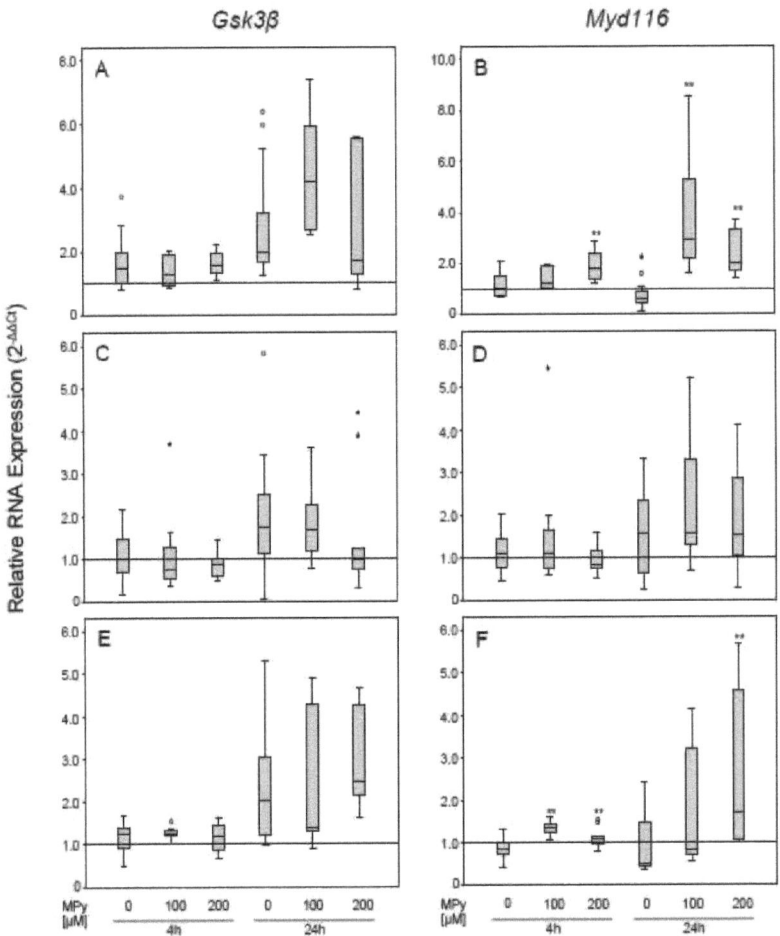

Abbildung 4.5.: *Gsk3β* **und** *Myd116* **RNA Expression in drei verschiedenen Kultursystemen mit primären Hepatozyten:** Sandwich Kulturen (A, B), Matrigel Kulturen (C,D) und 2D Kulturen (E, F). Die Hepatozyten wurden mit 100 und 200 μM Methapyrilen für 4 und 24 Stunden inkubiert. Ein Expressionslevel von 1 entspricht der RNA Expression zu Beginn des jeweiligen Experiments. Die horizontale Linie in der Mitte einer Box bezeichnet den Median. Die Grenzen einer Box stellen die 25% und 75% Perzentile dar. Die Whiskers zeigen die Werte an, die in die 1,5fache Boxlänge fallen. * sind Extremwerte und o sind Ausreißer. ** sind signifikante Änderung zur Kontrolle (P≤ 0,05, t-Test). Die Daten wurden aus 3 unabhängigen Experimenten mit jeweils einem Tier pro Experiment ermittelt. Nur für den Ausgangspunkt zu Beginn des Experiments wurden 6 Replikate benutzt.

4. Ergebnisse

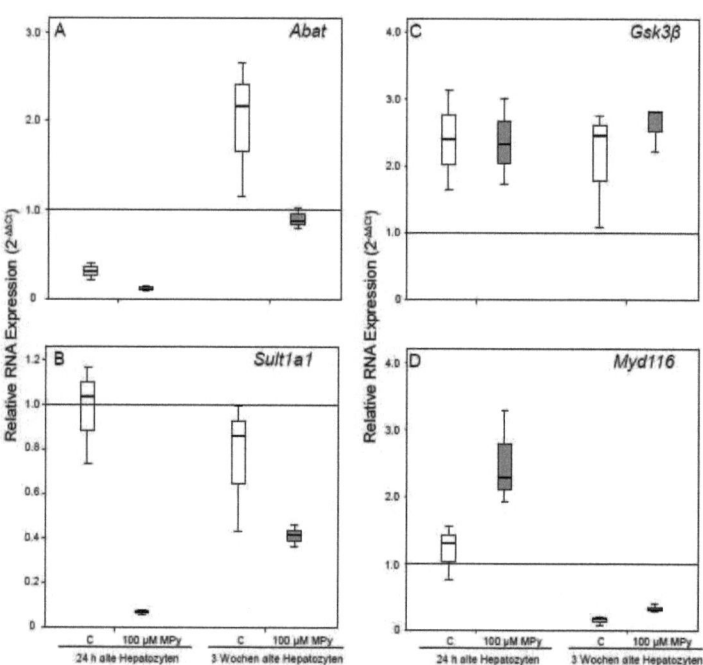

Abbildung 4.6.: *Abat-, Gsk3β-, Myd116-* **und** *Sult1a1*-**Expression in 24 h und 3 Wochen alten Hepatocyten nach einer Inkubation über 24 h mit 100 μM Methapyrilen:** Die Hepatozyten wurden zuvor über 24 h oder 3 Wochen ohne MPy-Exposition kultiviert. Ein Expressionslevel von 1 entspricht der entsprechenden RNA Expression zu Beginn des Experiments.

4. Ergebnisse

4.2. Untersuchung der konzentrationsabhängigen Genexpressionsveränderungen im Sandwich Kultur System

[2]Ein zentrales Problem vor allem in der *in vitro*-Toxikologie ist die Wahl der richtigen Konzentration. Es wird oft kritisiert, dass Substanzkonzentrationen eingesetzt werden, die keinen Bezug zu den Konzentrationen haben, die *in vivo* relevant sind. Eine im Vergleich zur *in vivo*-Situation sehr hohe Konzentration würde eventuell Effekte zeigen, die *in vivo* nie auftreten würden, weil die dort auftretende Konzentration viel geringer ist. Die dadurch hervorgerufenen Effekte hätten somit nur eine geringe Aussagekraft für die Auswirkungen *in vivo*.

Um den Einfluss der Konzentration auf die RNA-Expression von primären Hepatozyten zu untersuchen, wurde zuerst die Konzentrationsabhängigkeit bei MPy-induzierten Genexpressionsänderungen näher beleuchtet. Hierzu wurden die primären Hepatozyten im Sandwich Kultur System mit steigenden Konzentrationen an MPy über 24 h inkubiert. In Abbildung 4.7 ist gezeigt, dass die vier Markergene *Abat*, *Sult1a1*, *Gsk3β* und *Myd116* konzentrationsabhängig dereguliert wurden. Ein schwacher Effekt konnte bereits ab einer Konzentration von 0,39 μM beobachtet werden. Ein ausgeprägter Effekt ist bei 6,25 μM zu erkennen. Das Experiment wurde wiederholt und die Ergebnisse, die in Abbildung A.7 zu sehen sind, zeigen die gleiche Deregulation.

Wie in Abbildung 4.8 zu erkennen ist, tritt dieser Effekt auch bei den Genen *Bax*, *Cdkn1*, *Gsta2*, *Hsf1*, *Mdm2* und *Nqo1* auf, die nach Ellinger-Ziegelbauer et al. (2008) auch *in vivo* dereguliert werden. Alle bisherigen Versuche wurden ausschließlich mit Methapyrilen durchgeführt, da hierzu sowohl *in vitro*- als auch *in vivo*-Daten vorlagen.

Um zu untersuchen, ob die Konzentrationsabhängigkeit auch bei anderen Substanzen zu beobachten ist, wurden die Hepatozyten mit steigenden Konzentrationen von Piperonylbutoxid (PBO), 2-Nitrofluoren (2-NF) und Aflatoxin B1 (AFB1) inkubiert. Wie aus Abbildung 4.9 und 4.10 klar zu erkennen ist, ist diese Konzentrationsabhängigkeit auch bei den dort untersuchten Genen *Bax*, *Cdkn1*, *Gsta2*, *Hsf1*, *Mdm2* und *Nqo1* zu beobachten. Ein Abfall der Expression bei der höchsten Konzentration, vor

---

[2]Die Daten in diesem Abschnitt sind teilweise aus Schug et al. (2008) entnommen

4. Ergebnisse

allem bei 2-NF und AFB1, kann durch eine beginnende Zytotoxizität erklärt werden.

Zusammenfassend zeigen die hier geschilderten Versuche klar, dass eine Konzentrationsabhängigkeit der substanzinduzierten Genexpressionsveränderungen gegeben ist. Dieses Ergebnis ist entscheidend dafür, dass die Genexpressionsveränderungen auch bei *in vivo*-relevanten Konzentrationen untersucht werden können. Siehe folgender Abschnitt.

4. Ergebnisse

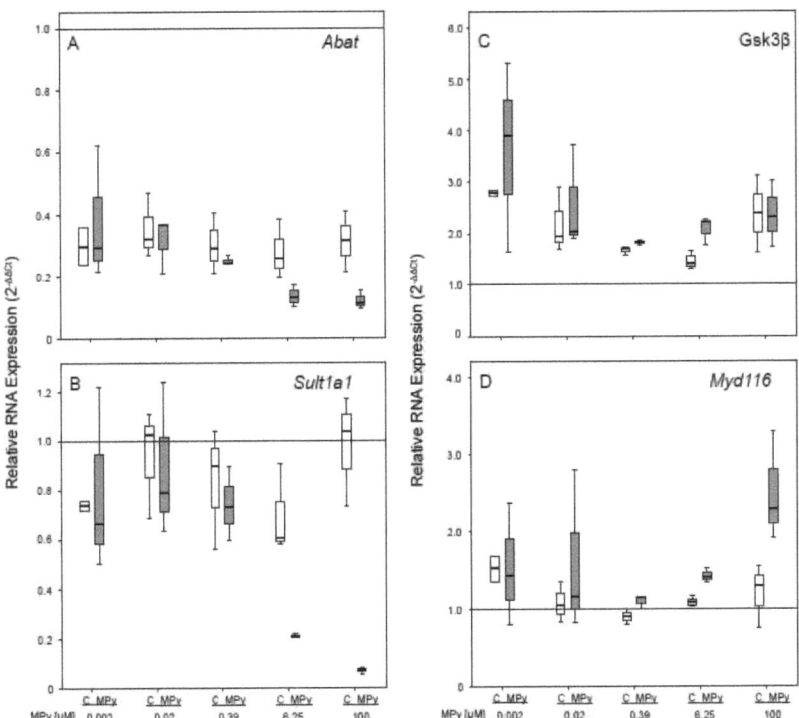

Abbildung 4.7.: MPy-induzierte RNA Expression von *Abat*, *Sult1a1*, *Gsk3β* und *Myd116* im Sandwich Kultur System mit primären Hepatozyten in Abhängigkeit von der Konzentration: Die Hepatozyten wurden mit 0,002; 0,02; 0,39; 6,25 und 100 µM Methapyrilen für 24 Stunden inkubiert. Ein Expressionslevel von 1 entspricht der RNA Expression zu Beginn des jeweiligen Experiments. Die horizontale Linie in der Mitte einer Box bezeichnet den Median. Die Grenzen einer Box stellen die 25% und 75% Perzentile dar. Die Whiskers zeigen die Werte an, die in die 1,5 fache Boxlänge fallen. Die Daten wurden aus drei biologischen Replikaten aus einem Tier ermittelt. Nur für den Ausgangspunkt zu Beginn des Experiments wurden 6 Replikate benutzt.

4. Ergebnisse

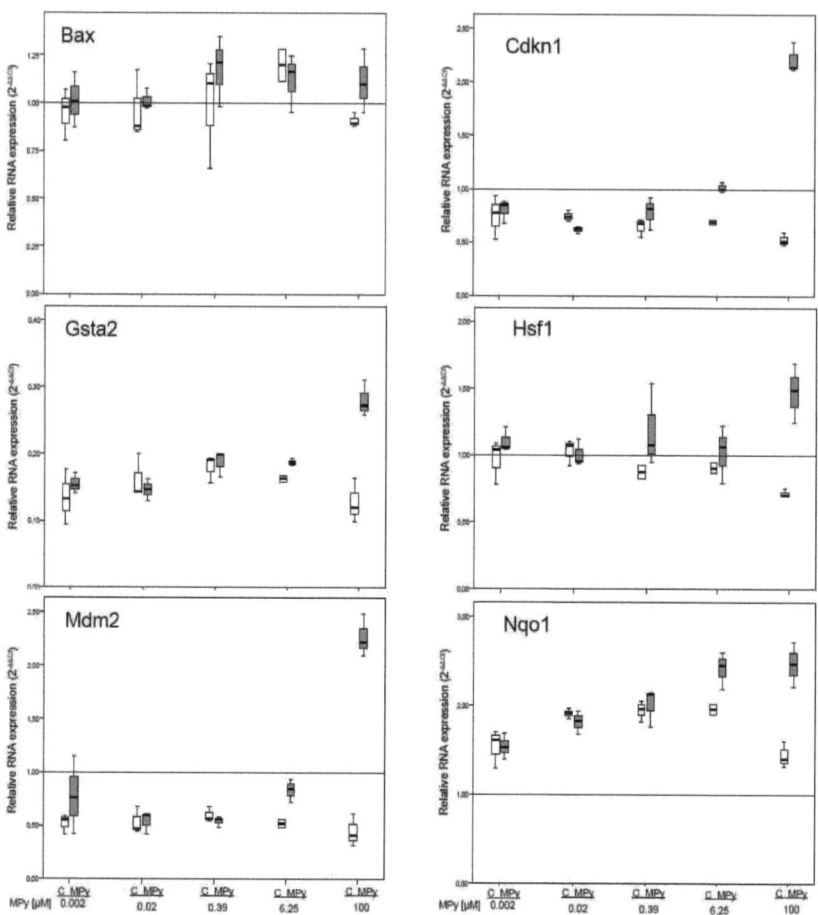

Abbildung 4.8.: MPy-induzierte RNA Expression von *Bax*, *Cdkn1*, *Gsta2*, *Hsf1*, *Mdm2* und *Nqo1* im Sandwich Kultur System mit primären Hepatozyten in Abhängigkeit von der Konzentration: Die Hepatozyten wurden mit 0,002; 0,02; 0,39; 6,25 und 100 µM Methapyrilen für 24 Stunden inkubiert. Ein Expressionslevel von 1 entspricht der RNA Expression zu Beginn des jeweiligen Experiments. Die horizontale Linie in der Mitte einer Box bezeichnet den Median. Die Grenzen einer Box stellen die 25% und 75% Perzentile dar. Die Whiskers zeigen die Werte an, die in die 1,5 fache Boxlänge fallen. Die Daten wurden aus drei biologischen Replikaten aus einem Tier ermittelt. Nur für den Ausgangspunkt zu Beginn des Experiments wurden 6 Replikate benutzt.

4. Ergebnisse

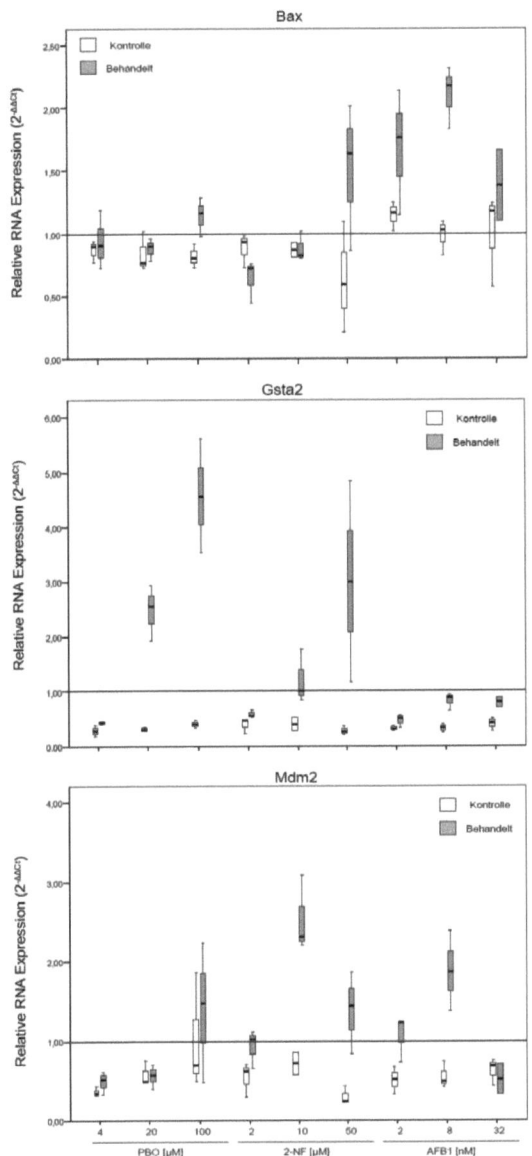

Abbildung 4.9.: PBO-, 2-NF- und AFB1-induzierte RNA Expressionsänderung von *Bax*, *Gsta2* und *Mdm2* im Sandwich Kultur System mit primären Hepatozyten in Abhängigkeit von der Konzentration

4. Ergebnisse

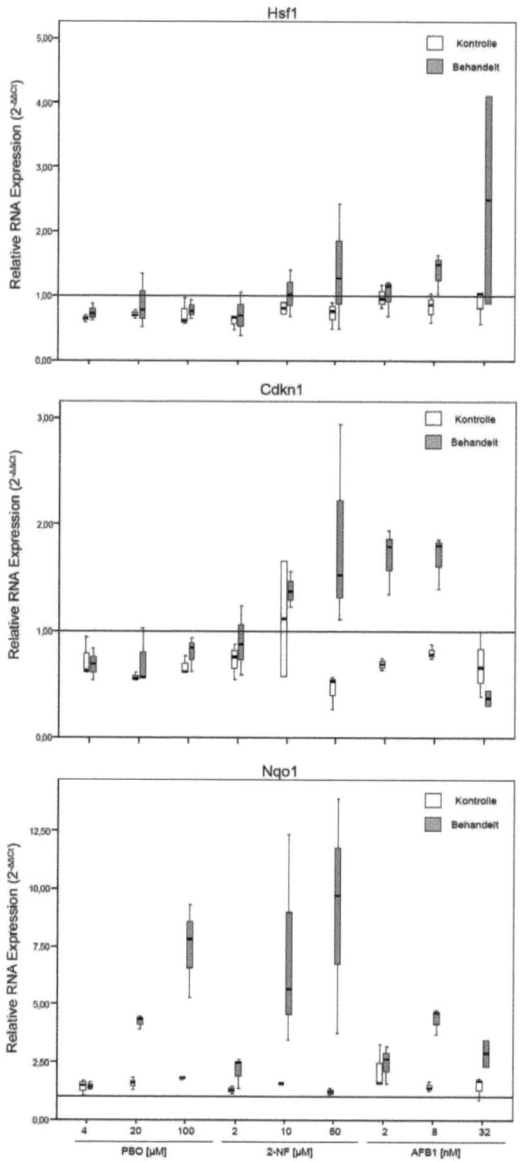

Abbildung 4.10.: PBO-, 2-NF- und AFB1-induzierte RNA Expressionsänderung von *Hsf1*, *Cdkn1* und *Nqo1* im Sandwich Kultur System mit primären Hepatozyten in Abhängigkeit von der Konzentration

4. Ergebnisse

4.3. Identifizierung von *in vivo*-relevanten Konzentrationen

Wie bereits in Abschnitt 4.2 beschrieben, ist für die Untersuchung von substanzinduzierten Genexpressionsveränderungen die Wahl der richtigen Konzentration von großer Bedeutung. Optimal wäre es, wenn man eine Konzentration in den *in vitro*-Tests einsetzt, die der *in vivo*-Situation sehr nahe kommt.

Im Optimalfall stehen aus der Literatur Plasmakonzentrationen zur Verfügung, auf die man sich berufen kann. In unserem Fall war dies für Methapyrilen der Fall. Kelly et al. (1990) haben die Kinetik von Methapyrilen untersucht. Hier konnte 10 Minuten nach der intraperitonealen Applikation von 0,7 mg/kg KG Methapyrilen eine Plasmakonzentration von ca. 0,5 μM festgestellt werden. Wenn man sich nun die Ergebnisse in Kapitel 4.2 in Abbildung 4.7 anschaut, treten die MPy-induzierten Genexpressionsveränderungen bereits bei *in vivo*-relevanten Konzentrationen auf. Leider lässt die Literaturlage es nicht zu, an die Informationen zu den aus Ellinger-Ziegelbauer et al. (2008) verabreichten Dosen resultierenden Plasmakonzentrationen zu kommen. Die beste Möglichkeit diese Konzentrationen zu erhalten wäre, für alle diese Substanzen die kinetischen Parameter experimentell zu bestimmen. Diese Möglichkeit ist jedoch eher theoretischer Natur, da dies sowohl einen hohen Bedarf an Versuchstieren als auch einer aufwendigen Analytik bedarf. Es wurde daher beschlossen, einen neuen Weg zu beschreiten. Von Kooperationspartnern am Bundesinstitut für Risikobewertung (BfR) in Berlin wurde hierzu ein PBTK-Modell (**P**hysiologically **B**ased **T**oxico**K**inetic) entwickelt, das anhand der physikochemischen Parameter der Substanzen ein Modelling der Plasmakonzentration zulässt, welche sich nach der Verabreichung der in Ellinger-Ziegelbauer et al. (2008) angegebenen Dosis der Substanzen einstellt. Das entsprechende Modell wird in Mielke et al. (2010) genau beschrieben. Als eine *in vivo*-relevante Konzentration wird der Peak der Plasmakonzentration in der Pfortader angesehen, da dies die theoretisch höchste Konzentration ist, denen die Hepatozyten *in vivo* ausgesetzt sind. Die Basis für die Untersuchung von substanzinduzierten Genexpressionsänderungen soll auf zwei Säulen basieren:

- Klassische Bestimmung der Zytotoxizität
- Berechnung einer *in vivo*-relevanten Konzentration

4. Ergebnisse

Auf der Grundlage dieser gemischten theoretisch und experimentell ermittelten Daten sollen für zukünftige Experimente drei Konzentrationen ausgewählt werden:

1. Die Konzentration, bei der 20% Zytotoxizität auftritt (IC20)
2. Ein Drittel der IC20
3. Ein Neuntel der IC20 bzw. die berechnete *in vivo*-relevante Konzentration

Ziel dieser Vorgehensweise soll es sein, mindestens eine Konzentration im *in vivo*-relevanten Bereich zu erhalten. Eine Zusammenstellung der experimentell ermittelten und theoretisch berechneten Werte sind in den Tabellen 4.1 und 4.2 dargestellt. Es wurde bei den Zytotoxizitätstests bis auf wenige Ausnahmen eine höchste Konzentration von 1 mM angesetzt. Bei einigen Substanzen (2- Nitrofluoren, Piperonylbutoxid und Nifedipin) gab es Interaktionen mit dem gewählten Zytotoxizitätstest. In diesen Fällen konnte beobachtet werden, dass mit steigender Substanzkonzentration durch den Test auch eine scheinbar steigende Vitalität angezeigt wurde, während bei den Zellen deutlich erkennbare morphologische Änderungen zu beobachten waren. Eine Autofluoreszenz der Substanzen konnte ausgeschlossen werden. Da bei der Testung der anderen Substanzen ein positives Ergebnis im Zytotoxizitätstest immer mit eindeutigen morphologischen Veränderungen der inkubierten Hepatozyten einherging, schien es vertretbar für 2-Nitrofluoren, Piperonylbutoxid und Nifedipin die Zellmorphologie als alleinigen Parameter zur Identifikation eines toxischen Effekts heranzuziehen (s. Abbildungen auf den Seiten 54 - 56). Die in den Tabellen 4.1 und 4.2 angegebene Konzentration ist die höchste, bei der keine morphologische Veränderungen an den Zellen festgestellt werden konnten. Wenn in den Tabellen 4.1 und 4.2 1000 μM als IC20 angegeben ist, trat bis zu dieser Konzentration keine Zytotoxizität auf.

Zusammenfassend ist zu sagen, dass durch diese Vorgehensweise eine substanzinduzierte Genexpressionsänderung sowohl bei relativ hohen Konzentrationen (IC20) als auch im *in vivo*-relevanten Bereich untersucht werden kann. Hierdurch ist außerdem eine Untersuchung der Konzentrationsabhängigkeit dieser Genexpressionsänderungen möglich. Die Ergebnisse der durchgeführten Zytotoxizitätstest können in den Abbildungen auf den Seiten 92 bis 106 eingesehen werden. Die Berechnung der IC20 erfolgte durch die Anpassung einer Optimalkurve an die gemessenen Werte.

4. Ergebnisse

Substanz	IC20 μM	IC20 mg/L	Pfortader μM	Pfortader mg/L	Lebervene μM	Lebervene mg/L	Blutkreislauf μM	Blutkreislauf mg/L	Molekulargewicht g/mol
2-Nitrofluoren	20,0300	4,23	43,13	9,1	43,13	9,1	24,17	5,1	211
Dimethylnitrosamin	77522,3034 68355,4868 54844,1275	5736,65 5058,31 4058,47	39,19	2,9	39,19	2,9	39,19	2,9	74
Aflatoxin B1	0,0028 0,0052 0,0023	0,00087 0,00163 0,00072	0,64	0,2	0,64	0,2	0,32	0,1	312
N-Nitrosomorpholin	152,3276 974,7975 104,4284	17,67 113,08 12,11	35,34	4,1	35,34	4,1	35,34	4,1	116
C. I Direct Black	23,6627 17,2756 7,6240	1,75 1,28 0,56	338,08	249,5	338,08	249,5	338,08	249,5	738
Methapyrilen	53,6200 44,3900 25,2000	13,99 11,59 6,58	1,92	0,5	1,15	0,3	0,38	0,1	261
Thioacetamid	> 1000 13,4315 41,6874	1,01 3,13	78,67	5,9	78,67	5,9	78,67	5,9	75
Diethylstilbestrol	6,4800 28,4100 12,1500	1,74 7,61 3,26	1,12	0,3	0,37	0,1	0,09	0,03	268
Wy-14643	623,8100 427,6500 389,1400	202,11 138,56 126,08	540,43	175,1	540,43	175,1	540,43	175,1	324
Piperonylbutoxid	31,6900	10,71	249,7	84,4	89,35	30,2	23,08	7,8	338
Cefuroxim	0,6200 389,1400 969,0300	0,26 165 410,87	389,15	165	389,15	165	389,15	165	424
Nifedipin	31,6900	13,44	6,94	2,4	6,94	2,4	6,36	2,2	346
Propranolol	21,5300 73,4400 12,2200	5,58 19,02 3,16	42,86	11,1	32,82	8,5	11,58	3	259

Tabelle 4.1.: **Experimentell bestimmte Zytotoxizität (IC20)** *in vitro* **und nach Mielke et al. (2010) berechnete** *in vivo***-relevante Konzentrationen der Trainings-Substanzen**

4. Ergebnisse

Substanz	IC20 µM	IC20 mg/L	Pfortader µM	Pfortader mg/L	Lebervene µM	Lebervene mg/L	Blutkreislauf µM	Blutkreislauf mg/L	Molekulargewicht g/mol
4-(Methylnitrosamino)-1-(3-pyridyl)-1-butanone	1000	207	88,41	18,3	88,41	18,3	18,3		207
2-Acetylaminofluorene	1,76 0,9860 0,7700	0,39 0,22 0,17	2,69	0,6	2,69	0,6	1,35	0,3	223
N-Nitrosopiperidin	1000	114	49,12	5,6	49,12	5,6	49,12	5,6	114
Methylendianilin	3,70 13,4300 9,8100	0,73 2,66 1,94	72,22	14,3	71,72	14,2	51,52	10,2	198
Methylcarbamat	1000	223	6456	484,2	6456	484,2	6456	484,2	75
Acetamid	1000	59	38600	2277,4	38600	2277,4	38600	2277,4	59
Dehydroepiandrosteron	151,43 266,77 302,55	43,67 76,94 87,26	48,54	14	44,38	12,8	18,03	5,2	288,4
Ethionin	100	16,3	969,33	158	969,33	158	969,33	158	163
Acetaminophen	1000 1000 1000	151 151 151	28000	4228,1	28000	4228,1	27938	4218,7	151
Cyproteronacetat	100	22,3	234,53	97,8	234,53	97,8	146,28	61	417
Clonidin	854,44 909,93 1000	227,75 242,54 266,55	0,17	0,05	0,16	0,04	0,06	0,02	266,55
Prazosin	7,70 7,70 7,62	3,23 3,23 3,2	9,05	3,8	9,05	3,8	9,05	3,8	419,86
Ibuprofen	920,00 920,00 939,00	189,78 189,78 193,7	686,45	141,6	686,45	141,6	686,45	141,6	206,28
Allylalkohol	17,83 27,69 27,69	3,68 5,71 5,71	148,07	8,6	148,07	8,6	148,07	8,6	58,08
1,4-Dichlobenzen	1000	147	693,2	101,9	510,88	75,1	163,95	24,1	147
3-Methylcholanthren	5,76	1,55	7,83	2,1	3,73	1	1,12	0,3	268,35

Tabelle 4.2.: Experimentell bestimmte Zytotoxizität (IC20) *in vitro* **und nach Mielke et al. (2010) berechnete** *in vivo*-**relevante Konzentrationen der Validierungs-Substanzen**

4. Ergebnisse

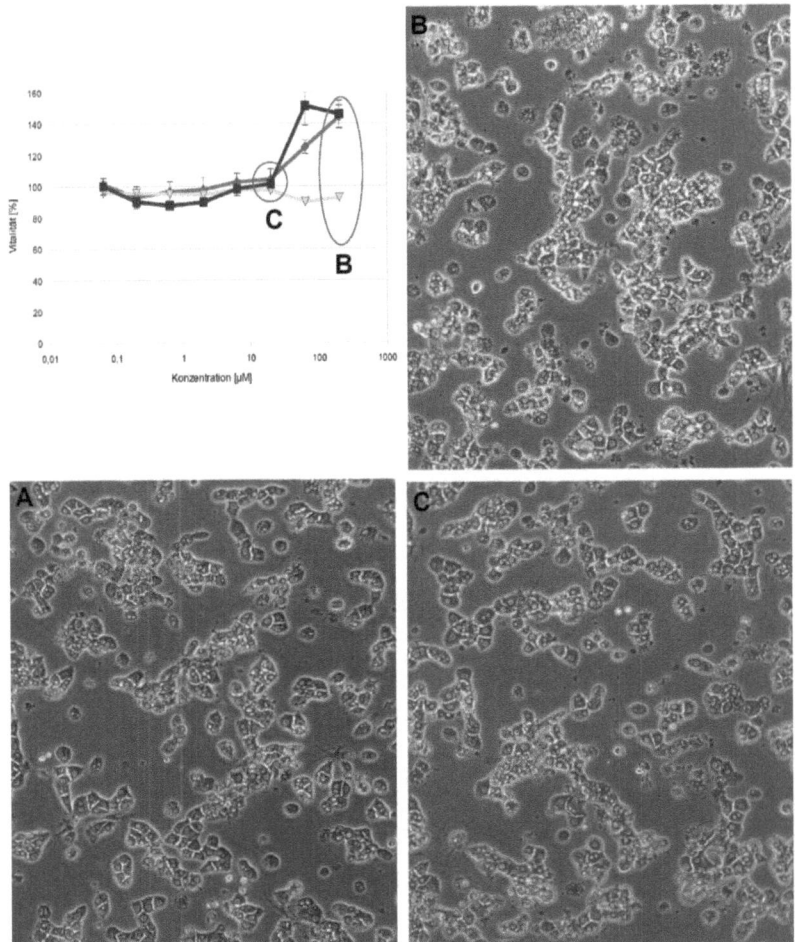

Abbildung 4.11.: **Bestimmung der Zytotoxizität von 2-Nitrofluoren auf Basis der morphologischen Änderungen der Hepatozyten:** A: unbehandelte Kontrolle B: höchste eingesetzte Konzentration (200 μM) C: letzte Konzentration, bei der keine morphologischen Änderungen zu beobachten waren (20,03 μM)

4. Ergebnisse

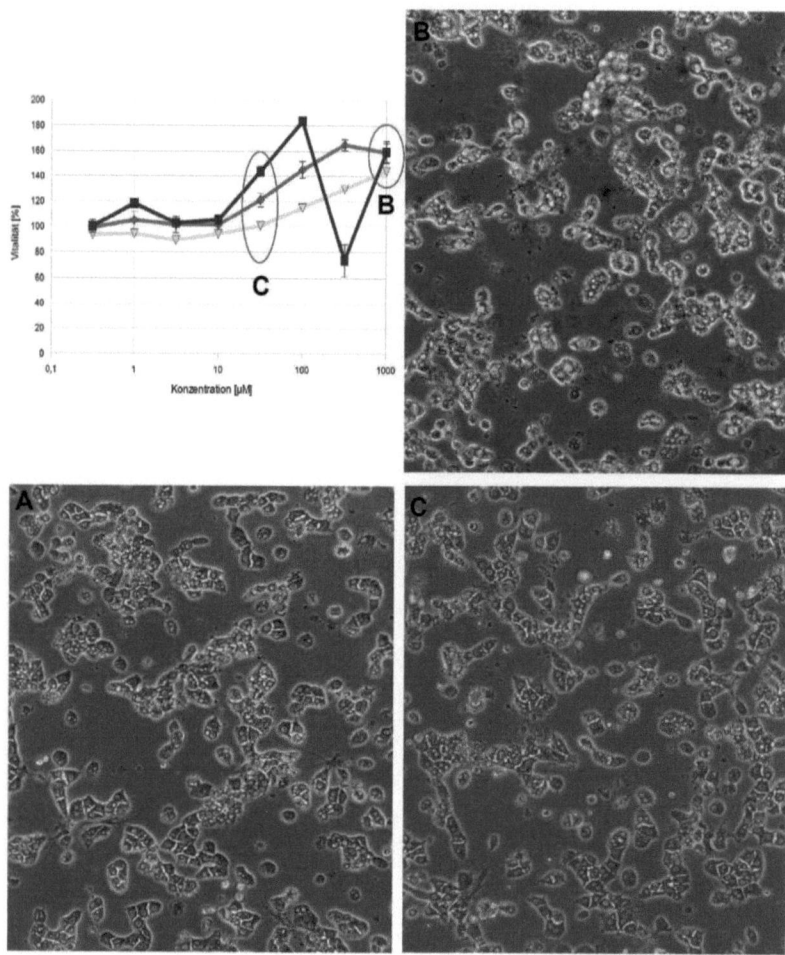

Abbildung 4.12.: Bestimmung der Zytotoxizität von Nifedipin auf Basis der morphologischen Änderungen der Hepatozyten: A: unbehandelte Kontrolle B: höchste eingesetzte Konzentration (1000 µM) C: letzte Konzentration, bei der keine morphologischen Änderungen zu beobachten waren (31,69 µM)

4. Ergebnisse

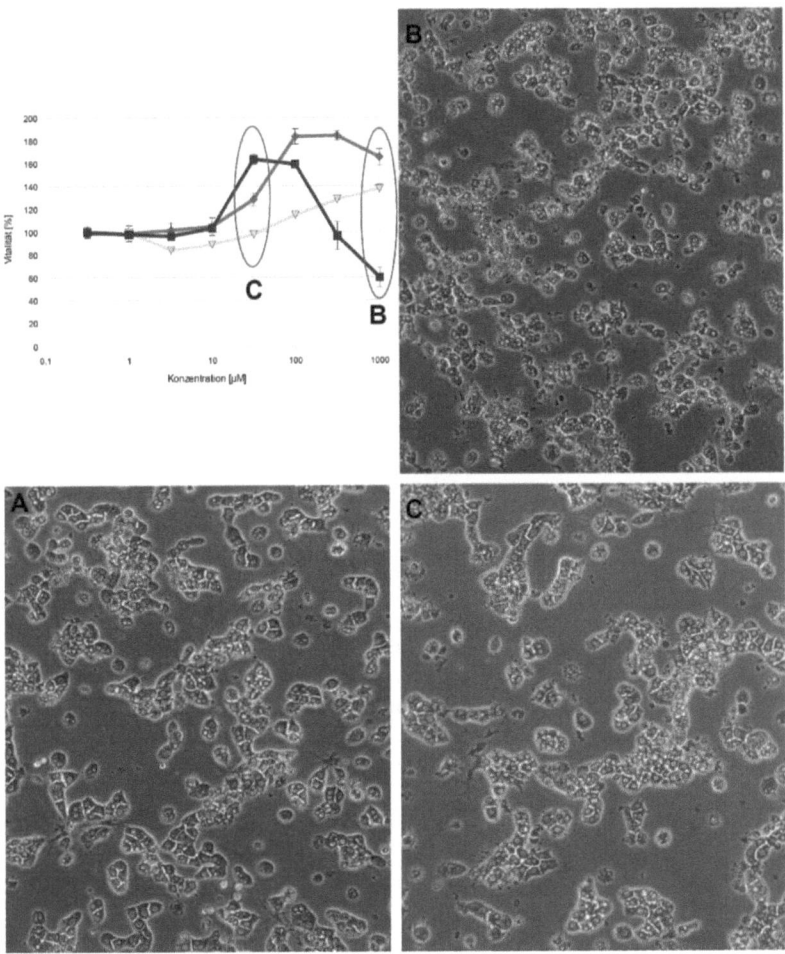

Abbildung 4.13.: Bestimmung der Zytotoxizität von Piperonylbutoxid auf Basis der morphologischen Änderungen der Hepatozyten: A: unbehandelte Kontrolle B: höchste eingesetzte Konzentration (1000 µM) C: letzte Konzentration, bei der keine morphologischen Änderungen zu beobachten waren (31,69 µM)

4. Ergebnisse

Aflatoxin B1 [μM]	Methapyrilen [μM]	Diethylstilbestrol [μM]	Wy 14643 [μM]	Cefuroxim [μM]	Propranolol [μM]
3	1000	100	1000	1000	1000
0,949	316,456	31,646	316,456	316,456	316,456
0,300	100,144	10,014	100,144	100,144	100,144
0,095	31,691	3,169	31,691	31,691	31,691
0,030	10,029	1,003	10,029	10,029	10,029
0,010	3,174	0,317	3,174	3,174	3,174
0,003	1,004	0,100	1,004	1,004	1,004
0,001	0,318	0,032	0,318	0,318	0,318

Dimethylnitrosamin [μM]	N-Nitrosomorpholin [μM]	C.I. Direct Black [μM]	Thioacetamid [μM]	2-Nitrofluoren [μM]	Nifedipin [μM]
80000	10000	1000	1000	200	1000
25316,456	3164,557	316,456	316,456	63,291	316,456
8011,537	1001,442	100,144	100,144	20,029	100,144
2535,296	316,912	31,691	31,691	6,338	31,691
802,309	100,289	10,029	10,029	2,006	10,029
253,895	31,737	3,174	3,174	0,635	3,174
80,347	10,043	1,004	1,004	0,201	1,004
25,426	3,178	0,318	0,318	0,064	0,318

Piperonylbutoxid [μM]
1000
316,456
100,144
31,691
10,029
3,174
1,004
0,318

Tabelle 4.3.: Eingesetzte Konzentrationen bei Bestimmung der Zytotoxizität der Trainings-Substanzen

4. Ergebnisse

2-Acatylaminofluoren [μM]	3-Methylcholanthren [μM]	Acetamid [μM]	Allylalkohol [μM]	Clonidin [μM]	Cyproteronacetat [μM]
1000	50	1000	1000	1000	100
316,456	15,823	316,456	316,456	316,456	31,646
100,144	5,007	100,144	100,144	100,144	10,014
31,691	1,585	31,691	31,691	31,691	3,169
10,029	0,501	10,029	10,029	10,029	1,003
3,174	0,159	3,174	3,174	3,174	0,317
1,004	0,050	1,004	1,004	1,004	0,100
0,318	0,016	0,318	0,318	0,318	0,032

1,4-Dichlorbenzen [μM]	Dehydroepiandrosteron [μM]	Ethionin [μM]	Ibuprofen [μM]	Methylendianilin [μM]	Methylcarbamat [μM]
1000	1000	100	1000	1000	1000
316,456	316,456	31,646	316,456	316,456	316,456
100,144	100,144	10,014	100,144	100,144	100,144
31,691	31,691	3,169	31,691	31,691	31,691
10,029	10,029	1,003	10,029	10,029	10,029
3,174	3,174	0,317	3,174	3,174	3,174
1,004	1,004	0,100	1,004	1,004	1,004
0,318	0,318	0,032	0,318	0,318	0,318

Nitrosopiperidin [μM]	Acetaminophen [μM]	Prazosin [μM]	4-(Methylnitrosamino)-1-(3-pyridyl)-1-butanone [μM]
1000	1000	83,3	500
316,456	316,456	26,361	158,228
100,144	100,144	8,342	50,072
31,691	31,691	2,640	15,846
10,029	10,029	0,835	5,014
3,174	3,174	0,264	1,587
1,004	1,004	0,084	0,502
0,318	0,318	0,026	0,159

Tabelle 4.4.: Eingesetzte Konzentrationen bei Bestimmung der Zytotoxizität der Validierungs-Substanzen

4.4. In vivo-in vitro Korrelation

Wie bereits in Kapitel 4.1 gezeigt wurde, ermöglicht das Sandwich Kultursystem eine klare und reproduzierbare Analyse der Expression der Gene *Abat, Gsk3β, Myd116* und *Sult1a1*. Um zu untersuchen, ob es eine *in vivo-in vitro* Korrelation bei den Genexpressionsveränderungen gibt, wurden aus der Literatur mehrere Gene ausgesucht, deren Expression durch die Kurzzeitbehandlung mit Methapyrilen, Aflatoxin B1, Piperonylbutoxid und 2-Nitrofluoren *in vivo* dereguliert wurden [Ellinger-Ziegelbauer et al. (2005)]. In der Studie von Ellinger-Ziegelbauer et al. (2005) wurden die dere-

4. Ergebnisse

gulierten Gene mittels Microarray analysiert und toxikologischen Kategorien zugeordnet. Die für die *in vitro*-Analyse ausgesuchten Gene, deren Zuordnung und deren Expressionsveränderung (Median) nach Behandlung mit

- MPy *in vivo* (60 mg/kg KG) vs. *in vitro* (100 µM)
- PBO *in vivo* (1200 mg/kg KG) vs. *in vitro* (100 µM)
- AB1 *in vivo* (0,24 mg/kg KG) vs. *in vitro* (32 nM)
- 2-NF *in vivo* (44 mg/kg KG) vs. *in vitro* (50 µM)

sind in Tabelle 4.5 zusammengestellt.

Als hochreguliert definiert werden Expressionswerte $\geq$ 1,2 und Werte $\leq$ 0,83 gelten als herunterreguliert (20% herauf- oder herunterreguliert).

Die Mehrheit der analysierten Gene gehören zu den toxikologischen Gruppen „Reaktionen auf oxidativen Stress und DNA-Schäden". In diesen Kategorien sehen wir eine höhere Korrelation zwischen *in vivo*- und *in vitro*-Behandlung. Der p-Wert (χ^2-Test mit Unabhängigkeitsannahme) der o.g. Gengruppen liegt bei < 0,001 während der p-Wert für die Gruppe „Proliferation" bei 0,286 liegt. Eine grafische Darstellung dieser Korrelation ist in Abbildung 4.14 dargestellt. Hierbei stellt jeder Kreis ein Wertepaar aus *in vivo*- und *in vitro*-Genexpressionsänderung auf Basis von der in Tab. 4.5 dargestellten Werte dar. Die eingezeichneten roten Linien stellen die Grenzen für die hochregulierten Gene und die blauen Linien die Grenzen für die herunterregulierten Gene dar. Um eine bessere Abbildung zu gewährleisten, wurden die in Tab. 4.5 gezeigten Werte logarithmiert.

Wie Tabelle 4.5 und Abbildung 4.14 deutlich zeigen, besteht zumindest in der Gruppe der stressassoziierten Gene eine gute *in vivo-in vitro* Korrelation. Dies unterstreicht, dass das Sandwich Kultursystem zur Genexpressionsanalyse primärer Hepatozyten geeignet ist, was die Analyse stressassoziierter Gene betrifft. Hingegen wurde in der Gruppe der mit Proliferation assoziierten Gene keine Korrelation zwischen den Ergebnissen der Sandwichkultur und dem *in vivo*-Experiment beobachtet.

4. Ergebnisse

	MPy		PBO		AB1		2-NF	
	in vivo	in vitro	in vivo	in vitro	in vivo	in vitro	in vivo	in vitro
Proliferation								
Mcm6	1,28	2,52	7,8	1,12	0,93	1,5	1,71	2,01
Cdc2	1,05	3,12	4,4	1,6	0,55	4,73	1,31	1,93
Hdc	2,56	0,52	11,03	6,53	1,04	2,29	1,79	0,34
3-Pgdh	1,25-2,52	0,23	1,26-2,18	1,91	0,82-1,15	0,89	0,83-1,89	0,7
Cdc20	0,774	1,733	2,907	1,516	0,349	2,811	0,646	0,898
Igfbp1	0,847	0,445	0,932	1,137	0,194	0,314	0,527	0,621
Top2a	0,838	2,647	3,93	0,314	0,463	1,488	0,979	1,136
Map3k1	0,424	0,505	3,723	0,747	0,23	1,782	0,461	1,057
Atf3	1,19	2,98	0,9	1,41	1,31	0,71	0,9	1,72

	MPy		PBO		AB1		2-NF	
	in vivo	in vitro	in vivo	in vitro	in vivo	in vitro	in vivo	in vitro
Stress Response								
Abcb1	22,79	2,02	16,68	1,79	357,13	1,61	31,01	1,57
Ugt1a6	1,06-3,03	0,48	1,79-4,17	3,08	0,85-1,57	0,87	0,93-2,49	2,62
Gsta5	3,55-4,7	0,57	8,17-9,98	1,5	1,95-2,2	0,85	8,78-12,77	3,44
Gsta2	1,01-3,78	1,93	1,77-7,93	7,3	1,07-1,89	2,07	1,5-8,67	7,5
Hsf1	4,51	2,01	1,16	1,03	3,02	1,72	1,36	1,65
Nqo1	1,76	1,73	3,13	2,93	1,29	2,57	4,61	5,44
Apex1	1,59	1,02	2,02	1,66	0,73	1,43	2,57	1,31
Bax	1,64-1,84	1,26	2,06-2,09	1,17	4,61-6,72	2,25	1,88-3,12	1,24
Cdkn1a	1,17-1,21	4,25	0,72-1,26	0,89	10,23-12,99	1,43	3,4-9,29	2,28
Gadd45a	1,82-3,07	1,36	1,14-2,04	1,21	1,48-1,76	1,28	0,89-1,2	1,86
Mt1a	1,677-2,15	1,407	0,567-0,654	0,694	0,224-0,406	1	0,373-0,481	0,547
sds	0,425	1,936	0,077	0,127	0,038	0,681	0,372	0,406
Mdm2	0,76-1,45	3,44	1,55-2,46	1,42	2,47-5,33	2,14	1,45-5,66	2,6
Myc	2,47-3,72	1,25	1,54-2,99	1,19	1,43-1,44	0,77	1,8-3,11	1,39

Tabelle 4.5.: Genexpressionsveränderungen nach 24 h Behandlung *in vivo*- und *in vitro*:
MPy *in vivo* (60 mg/kg KG) vs. *in vitro* (100 µM),
PBO *in vivo* (1200 mg/kg KG) vs. *in vitro* (100 µM),
AB1 *in vivo* (0,24 mg/kg KG) vs. *in vitro* (32 nM) und
2-NF *in vivo* (44 mg/kg KG) vs. *in vitro* (50 µM)

4. Ergebnisse

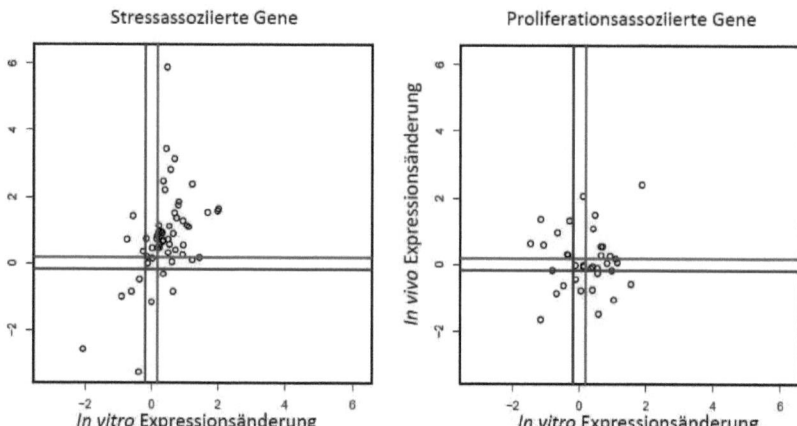

Abbildung 4.14.: Korrelationsdiagramm der Genexpressionsveränderungen nach 24 h Behandlung *in vivo-* **und** *in vitro*: Die roten Linien zeigen die Hochregulation um 20% an, die blauen Linien Herunterregulation um 20%. Basis der Daten sind die logarithmierten Werte aus Tab. 4.5

4.5. Die Aufklärung einer *in vivo-in vitro* Diskrepanz nach Behandlung mit Methapyrilen

In den vorigen Abschnitten der Ergebnisse wurde beschrieben, dass das von uns gewählte System die Anforderungen an ein solides Testsystem erfüllt. Während der Versuche ist jedoch ein Phänomen aufgetreten, das genauerer Untersuchungen bedarf:

Es fiel auf, dass die vier Indikator-Gene *Abat, Gsk3β, Myd116* und *Sult1a1* zwar *in vitro* reproduzierbar durch Methapyrilen beeinflusst werden konnten (eigene Daten und Beekman et al. (2006)). Jedoch erschienen diese Gene in den *in vivo*-Versuchen [Ellinger-Ziegelbauer et al. (2005)] nicht in der Liste der deregulierten Gene.

Für diese Tatsache gibt es im wesentlichen zwei Erklärungsansätze:

1. Wir beobachten *in vitro* ein Artefakt, das auf den speziellen Eigenschaften des Kultursystems bzw. der verwendeten Zellen beruht und *in vivo* nicht beobachtet werden kann.

2. Die beobachtete Diskrepanz basiert darauf, dass bestimmte physiologische Prozesse *in vivo* auftreten, die die substanzinduzierten Genexpressionsänderungen verhindern.

Ziel des folgenden Experiments war es, einen physiologischen Parameter zu identifizieren, der die fehlende Genexpressionsänderung *in vivo* erklärt.

Ein essenzieller Faktor, der *in vivo* eine große Rolle spielt, wenn Substanzen verabreicht werden, ist die Kinetik dieser Substanzen. Aufgrund dessen wurde die Literatur nach Angaben zur Kinetik von Methapyrilen durchsucht. Diese Recherche ergab, dass die Halbwertszeit von Methapyrilen in der Ratte bei ca. 2,8 h liegt [Kelly et al. (1990)]. Legt man diese Halbwertszeit zugrunde, so ist nach der Faustregel, dass nach 5 Halbwertszeiten der Stoff komplett eliminiert ist, das Methapyrilen bereits nach 14 Stunden komplett ausgeschieden. Bei einer Probennahme nach 24h wie bei Ellinger-Ziegelbauer et al. (2005) könnte also vermutet werden, dass die Genexpressionsveränderungen von *Abat, Gsk3β, Myd116* und *Sult1a1* nach diesem Zeitraum nicht mehr nachgewiesen werden können, weil die Substanz bereits ausgeschieden ist. Um dies zu überprüfen, wurde von uns ein alternatives *in vivo*-Versuchsprotokoll benutzt.

Wesentliche Änderungen wurden in folgenden Punkten vorgenommen:

4. Ergebnisse

- Die applizierte Dosis wurde verdoppelt.
- Die erhöhte Dosis wurde nach 12 h wiederholt.
- Es wurden kürzere Abstände (13, 18 und 24 h nach der ersten Dosis) zur Probennahme gewählt.

Das gewählte Versuchsprotokoll und die Unterschiede zum Protokoll nach Ellinger-Ziegelbauer et al. (2005) sind in Abb. 4.15 grafisch dargestellt.

Wie in Abbildung 4.16 klar zu erkennen ist, folgen zumindest die hochregulierten Gene *Gsk3β* und *Myd116* einer Kinetik, die zeigt, dass die Hochregulation zum Zeitpunkt 24 h annähernd wieder der Ausgangssituation entspricht. Die herunterregulierten Gene *Abat* und *Sult1a1* folgen dieser Kinetik nicht. Während *Abat* herunterreguliert bleibt, wird die Expression von *Sult1a1* durch MPy *in vivo* insgesamt kaum dereguliert. Abbildung 4.17 zeigt, dass auch Gene, die *in vivo* durch MPy dereguliert werden [Ellinger-Ziegelbauer et al. (2005)] dieser Kinetik folgen. Aus diesen Ergebnissen ist zu folgern, dass die beobachtete Diskrepanz bei der Genexpressionsveränderung von *Abat*, *Gsk3β*, *Myd116* und *Sult1a1* nach MPy- Behandlung *in vitro* kein Artefakt darstellt, sondern dadurch begründet ist, dass die Expression dieser Gene bei der *in vivo*-Studie von Ellinger-Ziegelbauer et al. (2005) zum Messzeitpunkt bereits wieder in den Grundzustand zurückgekehrt ist. *In vitro* tritt dies nicht auf, da hier die Substanz-Kinetik nicht relevant ist, bzw. die Konzentration von MPy länger so hoch bleibt, dass eine Detektion Genexpressionsänderung noch möglich ist.

4. Ergebnisse

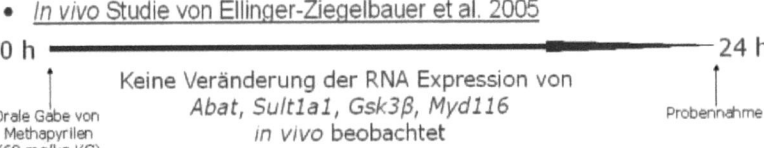

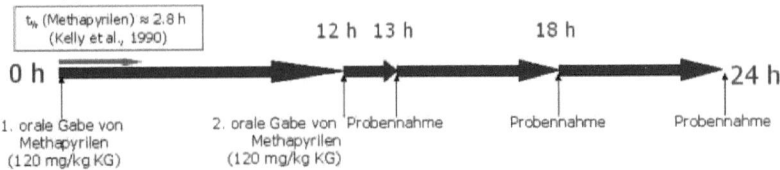

Abbildung 4.15.: Modifiziertes *in vivo* Versuchsschema: Das von Ellinger-Ziegelbauer et al. (2005) verwendete Versuchsschema wurde abgewandelt, um der kurzen Halbwertszeit von Methapyrilen Rechnung zu tragen. Hierzu wurden die Probennahme-Zeitpunkte näher an der oralen Gabe gewählt.

4. Ergebnisse

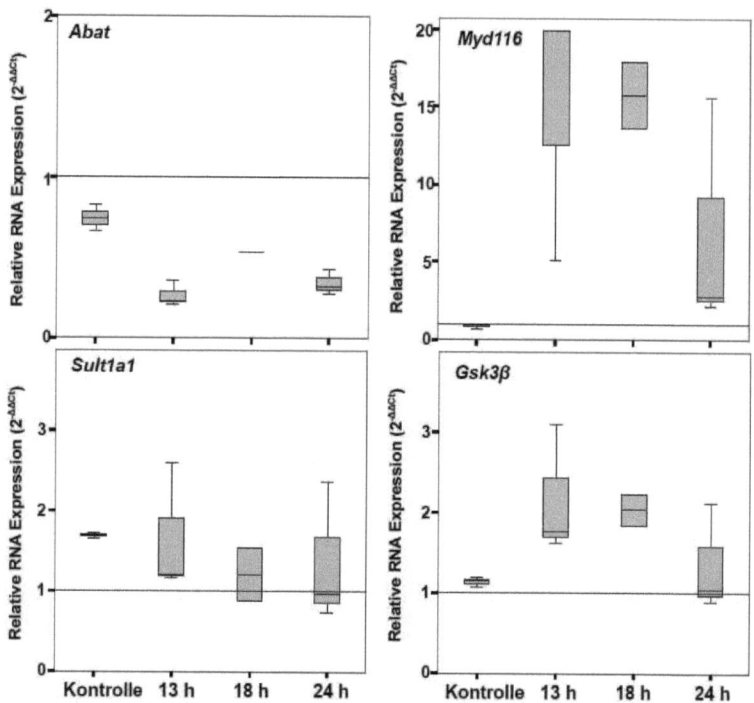

Abbildung 4.16.: Expression von *Abat*, *Gsk3β*, *Myd116* und *Sult1a1* in Rattenleber nach *in vivo* Exposition mit Methapyrilen: Männlichen Wistar Ratten wurde per Gavage zweimal 120 mg/kg KG Methapyrilen nach dem in Abb. 4.15 beschriebenen Versuchsschema verabreicht und zu den dort genannten Zeitpunkten von 13, 18 und 24 h Proben genommen. Ein Expressionslevel von 1 entspricht der entsprechenden RNA Expression zu Beginn des Experiments. Die Daten wurden an 3 unabhängig voneinander behandelten Tieren ermittelt. Lediglich zum Zeitpunkt 18 h standen nur 2 Werte zur Verfügung.

4. Ergebnisse

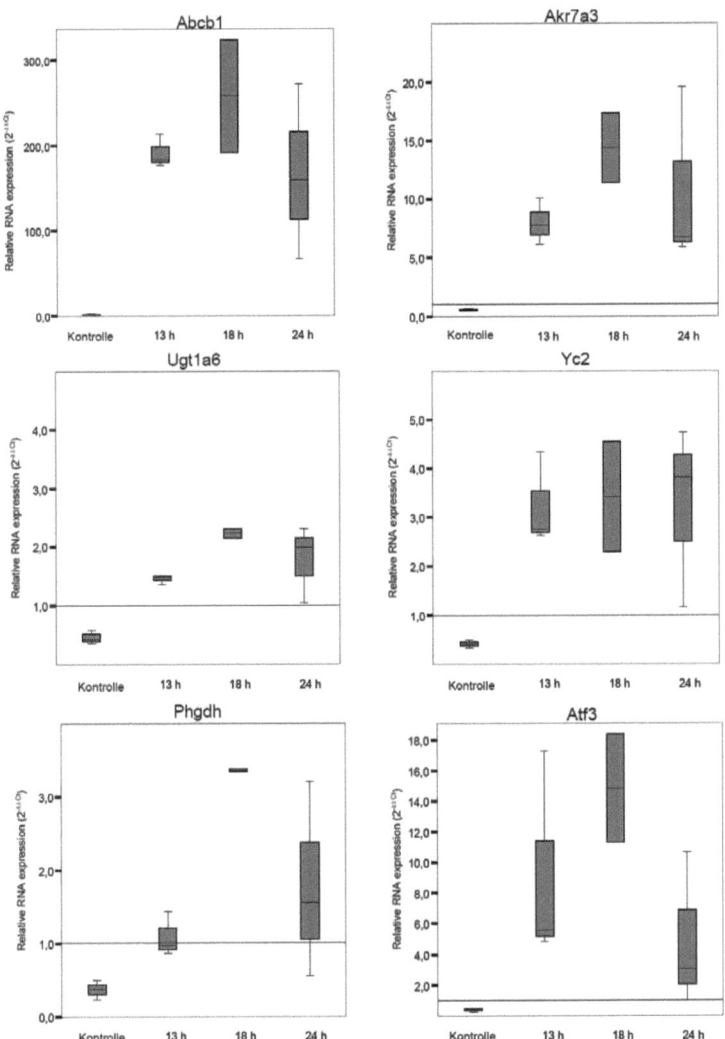

Abbildung 4.17.: **Expression von *Abcb1*, *Akr7a3*, *Ugt1a6*, *Yc2*, *Phgdh* und *Atf3* in Rattenleber nach *in vivo* Exposition mit Methapyrilen:** Männliche Wistar Ratten wurde per Gavage zweimal 120 mg/kg KG Methapyrilen nach dem in Abb. 4.15 beschriebenen Versuchsschema verabreicht und zu den dort genannten Zeitpunkten von 13, 18 und 24 h Proben genommen. Ein Expressionslevel von 1 entspricht der entsprechenden RNA Expression zu Beginn des Experiments. Die Daten wurden von 3 unabhängig voneinander behandelten Tieren ermittelt. Lediglich zum Zeitpunkt 18 h standen nur 2 Werte zur Verfügung.

5. Diskussion

Das Kollagen Sandwich als Kultur System für Genexpressionsanalysen von primären Hepatozyten *in vitro*

Ein Kollagen Sandwich als Kulturmodell für Hepatozyten zu verwenden ist keine neue Erfindung. Dunn et al. (1989) berichtete schon vor guten 20 Jahren über diese Art der Kultivierung. Hier lag der Fokus auf einer Langzeit-Kultivierung der Zellen. Im Rahmen von Toxicogenomics tritt diese Form der Kultivierung wieder etwas in den Vordergrund. Die leichtere Zugänglichkeit zu Genexpressionsanalysen über das komplette Genom hat die Charakterisierung dieses Systems erheblich erleichtert. In den Publikationen von Tuschl et Mueller (2006) und Tuschl et al. (2009) wird dieses Kultursystem als Langzeit-Kultursystem für Rattenhepatozyten gut charakterisiert. Ein Versuch, der diese Charakterisierung auf RNA-Ebene zeigt, wurde nach dem in Abbildung 5.1 gezeigten Schema durchgeführt und umfasst frisches Lebergewebe, frisch isolierte Hepatozyten, Leberschnitte, Hepatozyten in Suspensionskultur und Hepatozyten in Monolayer- und Sandwichkultur. Des weiteren wurde der Einfluss von FCS bei Monolayer- und Sandwichkulturen auf die Genexpression über den Versuchszeitraum untersucht. Wie stark die Genexpression über die Zeit in Abhängigkeit vom Kultursystem schwankt, zeigt das hierarchische Clustering der Genexpressionsänderungen, das in Abb. 5.2 dargestellt ist.

Die Ergebnisse zeigen, dass frisch isolierte Leberzellen und Lebergewebe ähnliche Genexpressionen aufweisen. Die Genexpression der Leberschnitte bleibt bis zu einer Kulturzeit von 2 Tagen den Zellen und dem Lebergewebe sehr ähnlich. Leberzellen, die in Suspension kultiviert wurden, zeigen bis zu einem Zeitpunkt von 6 h eine der

5. Diskussion

	Kurzzeit			Langzeit				
0h	2h	4h	6h	1d	2d	4d	6d	10d
Leber				SW ML	SW ML	SW ML	SW ML	SW ML
Schnitte frische Zellen	Schnitte Susp.		Schnitte Susp.	Schnitte Susp.	Schnitte			

Abbildung 5.1.: **Versuchsschema zu den in Abbildung 5.2 dargestellten Versuchsergebnissen** SW: Sandwich Kultur, ML: Monolayer Kultur, Susp: Suspensionskultur
Abbildung modifiziert nach Hrach (2009)

Ausgangssituation sehr ähnliche Genexpression. Die ersten ausgeprägten Änderungen der Genexpression treten mit Ausnahme der Leberschnitte erst an Tag 1 nach Isolation auf. Sowohl die Zellen in Suspension als auch die auf Monolayer und im Kollagen Sandwich kultivierten Hepatozyten erfahren eine relativ große Änderung der Genexpression im Vergleich zum frischen Lebergewebe von Tag 0 zu Tag 1. Von Tag 1 auf Tag 2 sind in den Monolayer- und Sandwichkulturen ohne FCS die Veränderungen im Genexpressionsspektrum nicht mehr so stark ausgeprägt. Es fällt außerdem auf, dass der Zusatz von FCS die Genexpression von Tag 0 zu Tag 1 zusätzlich verändert und diese sich weiter von der Ursprungssituation entfernt. Während die Expression in der FCS-haltigen Monolayer- und Sandwichkultur an Tag 1 noch keine großen Unterschiede zwischen den Kultursystemen zeigt, treten von Tag 1 auf Tag 2 in den FCS-haltigen Monolayerkulturen sehr starke Veränderungen auf, die bei den Sandwichkulturen nicht so stark ausgeprägt sind. Die Genexpression in den FCS-haltigen Sandwichkulturen verändert sich somit von Tag 1 zu Tag 2 nicht so stark, während die FCS-haltigen Monolayerkulturen von Tag 1 zu Tag 2 eine starke Änderung der Genexpression erfahren. Betrachtet man die Kulturzeit von 4-10 Tagen, so fällt auf, dass die Kulturen ohne FCS von Tag 4 bis Tag 10 keine sehr großen Änderungen der Genexpression zu verzeichnen haben. Es ist hervorzuheben, dass die Genexpressionen im jeweiligen Kultursystem für sich im Zeitraum von 4-10 Tagen relativ stabil bleiben. Jedoch unterscheiden sich die Genexpressionen der Monolayerkultur von der in der Sandwichkultur im gleichen Zeitraum etwas stärker. Die Genexpression der FCS-haltigen Kultursysteme verändert sich von Tag 4 zu Tag 10 sehr stark und entfernt sich somit noch weiter von der Ausgangssituation. Die Genexpression in der FCS-haltigen Monolayer-Kultur verändert sich an Tag 6 und 10 so stark, dass sie eher dem Expressionsspektrum von FAO-Ratten-Hepatomzellen ähnlich ist als dem frischen Lebergewebe.

5. Diskussion

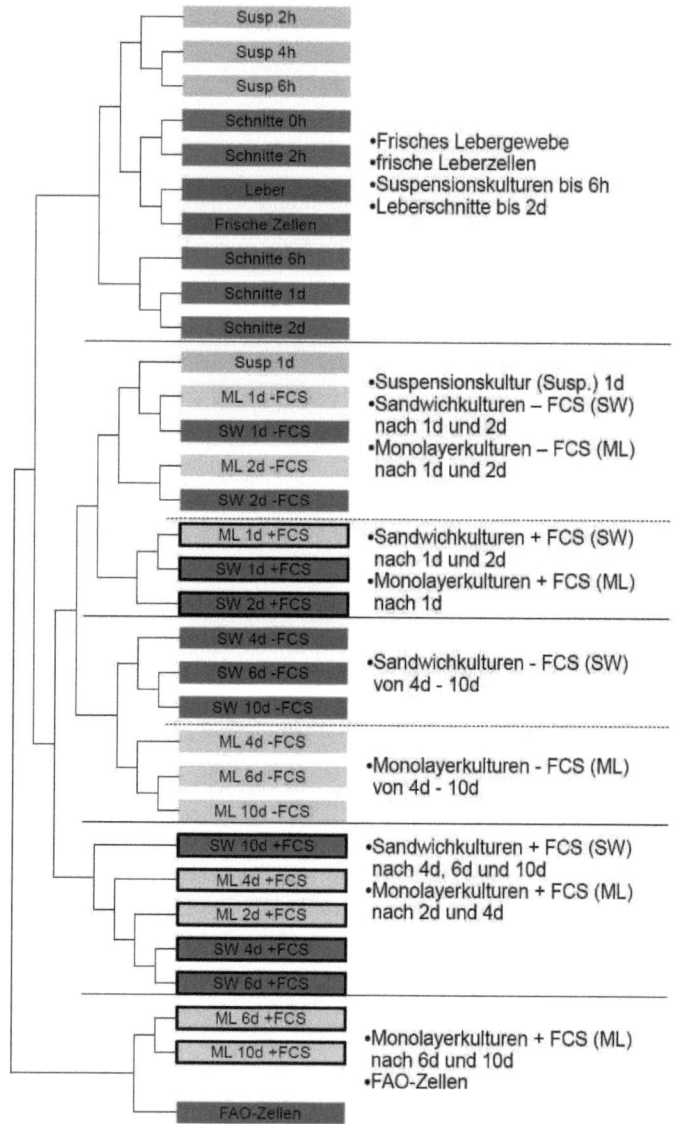

Abbildung 5.2.: Hierarchisches Clustering der Genexpressionsänderung von Hepatozyten über die Kulturdauer: Die Genexpression von Leberschnitten und Hepatozyten wurde über einen Zeitraum von 10 Tagen beobachtet. *Abbildung modifiziert nach Hrach (2009)*

5. Diskussion

Die oben gezeigten Ergebnisse haben einen entscheidenden Einfluss auf die Wahl des Startzeitpunktes für die hier vorgestellten Versuche zur Untersuchung von substanzinduzierten Genexpressionsänderungen. Ein zu früher Zeitpunkt nach Isolation der Zellen, also noch am Tag der Isolation, würde dazu führen, dass die enormen kulturbedingten Genexpressionsänderungen von Tag 0 zu Tag 1 das Ergebnis der substanzinduzierten Genexpressionsänderungen eventuell überlagern. Da die Genexpression der Hepatozyten in der FCS-freien Sandwichkultur auch von Tag 4-10 relativ stabil ist, wäre dies auch ein möglicher Startpunkt für die Versuche. Dem steht allerdings entgegen, dass die Genexpression zwar stabil bleibt, aber die Enzymaktivitäten relativ schnell zurück gehen. Aus diesen Gründen wurden die in dieser Arbeit gezeigten Experimente an Tag 1 gestartet und über 24 h bis Tag 2 inkubiert. In diesen Zeitrahmen sind sowohl die spontanen Genexpressionsänderungen relativ gering und die Enzymaktivitäten sollten noch in ausreichendem Maße vorhanden sein.

Detektion von substanzinduzierten Genexpressionsänderungen auch bei *in vivo*-relevanten Konzentrationen

Wie schon zuvor erwähnt, ist es bei der Entwicklung eines *in vitro*-Testsystems wichtig, dass man möglichst nahe an den physiologischen Bedingungen arbeitet. Es steht außer Frage, dass jedes *in vitro* System seine Grenzen hat und die Komplexizität eines Organs in einem Organismus zur Zeit nicht komplett *in vitro* nachgestellt werden kann. Umso wichtiger ist es, einen guten Kompromiss zu finden, der die leichte Handhabung des Systems mit möglichst großer Nähe zur *in vivo*-Situation vereint. Es soll hier hervorgehoben werden, dass dieses Testsystem dazu fähig sein soll, auch einen relativ hohen Durchsatz zu ermöglichen. Dies schränkt die Komplexität des Systems zusätzlich ein. Ein Parameter, der hier anscheinend relativ leicht angepasst werden kann, ist die eingesetzte Substanzkonzentration. Das System sollte in der Lage sein, substanzinduzierte Genexpressionsänderungen auch bei *in vivo*-relevanten Konzentrationen zu detektieren. Jedoch muss der Begriff „*in vivo*-relevant" erst einmal definiert werden. Hier liegt bereits das erste Problem: Definiert man die Plasmakonzentration im Gesamtkreislauf, die Konzentration in der Pfortader, in der Lebervene oder die Konzentration im Lebergewebe nach oraler Aufnahme einer bestimm-

5. Diskussion

ten Dosis als „*in vivo*-relevant"? An welcher Stelle der Konzentrationskurve bestimmt man die betreffende Konzentration: anhand der Peak-Konzentration oder an der sich nach der Verteilung einstellenden Konzentration? Es sollte an dieser Stelle nochmals erwähnt werden, dass das verwendete pharmakokinetische Modell keine Ausscheidung der Substanz beinhaltet. Daher ergibt sich nach der Verteilung der Substanz in der Ratte eine konstante Konzentration. Hier wurde zusammen mit den Kinetikspezialisten am Bundesinstitut für Risikobewertung in Berlin der Entschluss gefasst, dass die Peak-Konzentration am besten geeignet ist, weil dies die höchste Konzentration darstellt, der das Organ exponiert wird. Wenn man dieser Annahme folgt, ist die Konzentration in der Pfortader die Konzentration, die nach einer oralen Applikation am höchsten ist und direkt zur Metabolisierung zur Leber geleitet wird. Aus diesen Gründen ist die „*in vivo*-relevante Konzentration" für uns die Plasmaspitze in der Pfortader nach oraler Gabe.

Nachdem die „*in vivo*-relevante" Konzentration definiert ist, steht nun die Frage im Raum, wie diese Konzentration für jede Substanz individuell bestimmt werden soll. Wird eine aufwendige Kinetik jeder Substanz *in vivo* bestimmt, oder nimmt man gewisse Ungenauigkeiten in Kauf und errechnet Plasmakonzentrationen mit mathematischen Modellen? Ersteres hat den Vorteil, dass dies die genaue Methode ist, bei der Plasmakonzentrationen gemessen werden, die sich unter Berücksichtigung aller physiologischen Prozesse in der Ratte einstellen. Der Nachteil ist, dass dies sehr aufwendig und zeitintensiv ist. Außerdem werden hier wieder zusätzliche Versuchstiere benötigt, die eigentlich mit solchen Testsystemen eingespart werden sollen. Die zweite Möglichkeit, eine mathematische Berechnung der Konzentrationen, hat den Vorteil, dass dies relativ unkompliziert ist und keine Versuchstiere benötigt. Hier genügen im Extremfall die physiko-chemischen Eigenschaften einer Substanz, um Berechnungen durchzuführen. Bei entsprechend ausgeklügelten Algorithmen können dann zusätzliche Informationen aus der bestehenden Literatur wie z.B. Halbwertszeiten, Plasmabindung und Metabolisierungswege mit einbezogen werden. Eine genaue Beschreibung des hier genutzten Systems erfolgt bei Mielke et al. (2010). Der Nachteil dieser Methode ist, dass die berechneten Werte nur so gut sind, wie die Informationen, die in das System implementiert werden. Diese Ungenauigkeiten sind allerdings durchaus tolerierbar, da es hier nicht um die Findung exakter Konzentrationen geht, sondern um Größenordnungen, damit man einschätzen kann, in welchem Konzentrationsbereich man die *in vitro*-Experimente durchführt.

5. *Diskussion*

Es treten hier unter Umständen Phänomene auf, die einer näheren Betrachtung bedürfen. In unserem Fall war es erstaunlich, dass die IC20 von Aflatoxin B1 bei 0,0028 µM liegt, während die errechnete Peak-Konzentration in der Pfortader bei 0,64 µM liegt. Dies würde bedeuten, dass die Peak-Konzentration in der Pfortader um mehr als einen Faktor 200 größer ist, als die *in vitro*-toxische Konzentration. Dies sind Phänomene, denen nachgegangen werden sollte. Es sollte überprüft werden, ob es hierzu eine Erklärung gibt, z.b. ob die Leber als Organ diese hohen Konzentrationen für einen kurzen Zeitraum tolerieren kann. In solchen speziellen Fällen bedeutet dies für die *in vitro* eingesetzte Konzentration, dass sich diese ausschließlich nach dem IC20-Wert richtet, da in diesem Fall eine „*in vivo*-relevante"-Konzentration zu stark toxisch für die Zellen ist.

Einfluss der Kinetik auf die beobachteten Genexpressionsänderungen

Neben der *in vitro* eingesetzten Substanzkonzentration ist der Verlauf der Substanzkonzentration über die Zeit also die Kinetik der Substanz ein wichtiger Parameter. Es steht außer Frage, dass die Kinetik der eingesetzten Substanzen zur Zeit nicht komplett *in vitro* nachgestellt werden kann. In den im Abschnitt 4.5 auf den Seiten 62 ff beschriebenen Experimenten konnte gezeigt werden, dass diese Unterschiede in der Substanzkinetik auch Auswirkungen auf die Genexpressionsänderungen haben. Einerseits stellt die unterschiedliche Kinetik *in vitro* einen Faktor dar, der dazu führt, dass das System erheblich von der *in vivo*-Situation abweicht. Andererseits konnte gezeigt werden, dass substanzinduzierte Genexpressionsänderungen, die *in vivo* nur transient auftreten im *in vitro*-System auch nach längeren Zeiträumen noch detektiert werden können. Da diese transienten Genexpressionsänderungen *in vivo* nur schwer mit erfasst werden können, besteht die Möglichkeit, dass bei der Erstellung einer Signatur der substanzinduzierten Genexpressionsänderungen genau diese Gene fehlen. Da diese Änderungen *in vitro* besser mit detektiert werden können, können diese Gene in einer Signatur mit einbezogen werden und so auch Prozesse mit abbilden, die *in vivo* nicht oder nur schwer mit erfasst werden können.

5. Diskussion

In vitro-in vivo-Korrelation bei Stress-assoziierten Genen

Ein großer Kritikpunkt, dem sich Entwickler von *in vitro*-Systemen immer stellen müssen ist, dass oft die Korrelation zur *in vivo*-Situation zu wünschen übrig lässt. Dieser Einwand ist durchaus berechtigt. Wenn *in vivo*-Versuche durch ein *in vitro*-System ersetzt werden sollen, muss diese Korrelation natürlich gegeben sein. Auf der anderen Seite ist jedoch der zuvor angesprochene Kompromiss zwischen Handhabbarkeit und Komplexität des Systems zu beachten. Im Fall von substanzinduzierten Genexpressionsänderungen und der damit gekoppelten Entwicklung eines Testsystems zur Klassifizierung von Substanzen ist in erster Linie wichtig, dass unterschiedliche Signaturen für die jeweiligen Substanzgruppen vorhanden sind, die so eine Klassifikation möglich machen. Eine Zuordnung ohne Korrelation mit der *in vivo*-Situation ist hierbei theoretisch auch gegeben. Jedoch sollte dieses *in vitro*-System in der Lage sein zumindest grundlegende Mechanismen der *in vivo*-Situation so gut als möglich darzustellen. Eine entsprechende *in vivo-in vitro*-Korrelation sollte also gewährleistet sein. Diese Korrelation ist nicht zuletzt auch sehr wichtig, um eine Aussage über die molekulare Wirkweise der Substanz machen zu können. Wie Abb. 4.14 zeigt, ist die Korrelation in dem hier vorgestellten System zumindest partiell gewährleistet. Jedoch ergibt sich hier eine Aufteilung in Gengruppen. Die stress-assoziierten Gene zeigen hier eine gute Korrelation zu der *in vivo*-Situation, während proliferationsassoziierte Gene keine Korrelation zeigen. Die fehlende Korrelation bei proliferationsassoziierten Genen kann jedoch erklärt werden. Die Dichte, in der die Hepatozyten ausgestreut wurden, führt zu einer konfluenten Kultur. Unter diesen Bedingungen ist es nur sehr schwer zu erreichen, dass die Hepatozyten spontan proliferieren. Außerdem kann die *in vivo* auftretende Ersatzproliferation bei Schädigung des Lebergewebes mit bisherigen Systemen *in vitro* nicht ausgelöst werden. Insofern ist verständlich, weshalb in dieser Gengruppe keine Korrelation gefunden werden kann. Außerdem beschreibt Tuschl et al. (2009) an Tag eins eine starke und an Tag zwei eine schwache Herunterregulierung von Cyclin D1, was für den G1/S-Übergang im Zellzyklus essenziell ist. Dies legt nahe, dass Hepatozyten unter diesen Kulturbedingungen nicht zur Proliferation fähig sind, da ohne einen entsprechenden G1/S-Übergang keine Proliferation zustande kommt. Bei den Kulturen mit FCS ist diese Herunterregulierung nicht so stark ausgeprägt, aber aufgrund der stärkeren sponta-

5. Diskussion

nen Genexpressionsänderungen über die Zeit ist dieses Kultursystem für uns nicht geeignet. Hinzu kommt, dass bei Zusatz von Serum zusätzlich Effekte wie Proteinbindung in das *in vitro*-System eingeführt werden, die die Komplexität des Systems wieder erhöhen. Es bleibt nun abzuwarten, ob auch bei anderen Gengruppen eine entsprechende Korrelation zu beobachten ist und ob nur im Bereich der Proliferation keine Korrelationen zu beobachten sind.

6. Zusammenfassung

Im Rahmen der europäischen Chemikaliengesetzgebung (REACH) muss eine sehr große Zahl an Chemikalien toxikologisch neu bewertet werden. Bei Einsatz herkömmlicher Techniken überlastet dies die vorhandenen Prüfkapazitäten bei weitem. Daher besteht zur Zeit ein großer Bedarf an schnelleren und aussagekräftigeren Toxizitätstests. In den letzten Jahren wurden große Fortschritte auf dem Gebiet der Toxicogenomics erzielt. Es ist zum Beispiel möglich, Versuchstiere gegenüber Chemikalien zu exponieren und aus den hierdurch verursachten Genexpressionsänderungen auf bestimmte toxische Mechanismen zu schließen. Dieses Vorgehen erfordert jedoch Tierversuche und kann somit keine Testung im Hochdurchsatzverfahren ermöglichen. Eine Alternative bestünde darin, entsprechende Untersuchungen an kultivierten Leberzellen durchzuführen, zumal aus der Leber einer Ratte mehr als 600 Millionen Hepatozyten gewonnen werden können, welche für mehr als hundert Kulturschalen ausreichen. Zu Beginn dieser Doktorarbeit wurde es jedoch von den meisten auf diesem Arbeisgebiet forschenden Gruppen als aussichtslos angesehen, an kultivierten Hepatozyten Genexpressionsanalysen durchzuführen, weil sich bereits durch die Kulturbedingungen („spontan") die Expression von mehr als 1000 Genen stark ändert. Trotz dieser ungünstigen Ausgangssituation ist es im Rahmen dieser Arbeit schließlich gelungen, ein *in vitro* System mit Hepatozyten der Ratte zu etablieren, in welchem durch Chemikalien ähnliche Genexpressionsänderungen ausgelöst werden wie in der Leber der Ratte *in vivo*.

Zum Erreichen dieses Ziels wurden zunächst drei gängige Kultursysteme untersucht, die zur Kultivierung primärer Zellen eingesetzt werden: (1) Die klassische Kollagen Monolayer Kultur, bei der Zellen auf einem Kollagenfilm kultiviert werden, (2) die Kollagen Sandwich Kultur, die aus zwei weichen Kollagen-Gel-Schichten besteht, zwischen denen die Hepatozyten kultiviert werden und (3) die Matrigel®-Kultur, ein kommerziell erhältliches System, bei dem die Zellen in einer weichen extrazellulären Matrix eingebettet sind.

6. Zusammenfassung

Die Hepatozyten wurden hierzu mit der Testsubstanz Methapyrilen in Konzentrationen von 100 und 200 µM inkubiert und der Einfluss der Substanz auf die Expression von vier Markergenen (*Abat, Gsk3β, Myd116* und *Sult1a1*) untersucht. Von diesen Genen war bereits bekannt, dass sie bei Behandlung mit Methapyrilen *in vitro* einer charakteristischen Herauf- (*Gsk3β, Myd116*) oder Herunterregulation (*Abat, Sult1a1*) unterliegen. In diesen Versuchen konnte gezeigt werden, dass diese charakteristischen Deregulationen im Kollagen Sandwich Kultursystem am stärksten ausgeprägt und am besten reproduzierbar waren. Insofern wurde dieses System für die folgenden Versuche verwendet. Neben der Wahl des optimalen Kultursystems erwies es sich beispielsweise als günstig, Kontrollen und Substanz-exponierte Hepatozyten auf derselben 6-well-Platte zu kultivieren, da die Variabilität der Genexpressionswerte auf einer Platte geringer war als die Variabilität von Platte zu Platte.

Ein kritischer Aspekt bei der Entwicklung von *in vitro*-Systemen ist die einzusetzende Substanzkonzentration. Diese sollte in einem Bereich liegen, der auch *in vivo* erreicht werden kann. Die Ergebnisse mit dem optimierten Kultursystem zeigen, dass eine Deregulation schon bei 0,39 µM und eine deutliche Deregulation bei 6,25 µM beobachtet werden kann. Aus früheren Arbeiten ist bekannt, dass 10 Minuten nach der i.p.-Applikation von 0,7 mg/kg KG Methapyrilen bei Ratten eine Plasmakonzentration von ca. 0,5 µM erreicht wird. Insofern kann man die Aussage treffen, dass das gewählte System in der Lage ist, Genexpressionsänderungen in einem Konzentrationsbereich zu detektieren, der nahe des Konzentrationsereichs der *in vivo*-Situation liegt. Dies konnte bei der Untersuchung weiterer Gene (*Bax, Cdkn1, Gsta2, Hsf1, Mdm2* und *Nqo1*) bestätigt werden. Eine Konzentrationsabhängigkeit der Genexpressionsänderungen konnte auch bei den Leberkarzinogenen Aflatoxin B1, Piperonylbutoxid und 2-Nitrofluoren beobachtet werden.

Durch diese günstigen Ergebnisse ermutigt, sollte in einer umfangreicheren Studie ermittelt werden, ob *in vivo* in der Leber der Ratte und *in vitro* durch Chemikalien ausgelöste Genexpressionsänderungen eine Übereinstimmung zeigen. Hierzu wurden zwei gentoxische (Aflatoxin B1, 2-Nitrofluoren) und zwei nicht gentoxische (Methapyrilen, Piperonylbutoxid) Leberkarzinogene als Testchemikalien eingesetzt. Analysiert wurde die Expression einer Gruppe von Genen, welche eine Rolle bei der Stressantwort, DNA-Reparatur und Metabolismus spielen (Gengruppe 1: *Abcb1, Ugt1a6, Gsta5, Gsta2, Hsf1, Nqo1, Apex1, Bax, Cdkn1a, Gadd45a, Mt1a, Sds, Mdm2, Myc*) und eine zweite Gengruppe, welche bei der Zellproliferati-

6. Zusammenfassung

on aktiv ist (Gengruppe 2: *Mcm6, Cdc2, Hdc, 3-Pgdh, Cdc20, Igfbp1, Top2a, Map3k1, Atf3*). Die *in vitro* Versuche mit Hepatozyten wurden im Rahmen dieser Doktorarbeit durchgeführt, die entsprechenden *in vivo* Experimente wurden von einer kooperierenden Arbeitsgruppe zur Verfügung gestellt. Interessanterweise ergab sich eine sehr gute Korrelation zwischen den Ergebnissen *in vitro* und der *in vivo* Situation für die Gengruppe 1 (p< 0,001). Hingegen wurde keine signifikante Korrelation für die Gene der Gruppe 2 (p=0,286) gefunden. Dies könnte dadurch erklärt werden, dass Prozesse wie Stressantwort, DNA-Reparatur und Metabolismus im *in vitro* System noch ähnlich ablaufen wie *in vivo*. Das Fehlen der Korrelation Proliferations-assoziierter Gene (Gengruppe 2) ist wahrscheinlich darauf zurückzuführen, dass *in vitro* keine Ersatzproliferation mehr stattfindet. Ersatzproliferation in Organen bedeutet, dass nach dem Toxizitäts-bedingten Untergang von Zellen überlebende Nachbarzellen die Lücken durch Proliferation schließen. Beim gegenwärtigen Stand der Entwicklung des Kultursystems primärer Hepatozyten ist dies *in vitro* noch nicht möglich. Die Präzisierung des Wissens, welche Gengruppen sich *in vitro* ähnlich verhalten wie *in vivo* und welche nicht, wird es in Zukunft jedoch ermöglichen, toxikologische Testsysteme nur auf geeigneten Genen aufzubauen.

Beim gegenwärtigen Stand des Wissens wird der Einsatz von Hepatozytenkulturen für Toxicogenomics häufig kritisiert. Ein hierbei vorgebrachtes Argument besteht darin, dass Hepatozyten *in vitro* artifizielle bzw. falsch positive Ergebnisse generieren. Zum Beispiel wurden durch Methapyrilen die Gene *Gsk3β* und *Myd116* nur in kultivierten Hepatozyten induziert, nicht aber in der Leber der Ratte. Sollte diese Argumentation zutreffen, würde ein weiterer Einsatz von kultivierten Hepatozyten für toxikologische Prüfungen wenig Sinn machen. Daher wurde diese scheinbare *in vivo/in vitro* Diskrepanz untersucht und hierbei auch neue *in vivo* Versuche mit Ratten durchgeführt. Hierbei ergab sich, dass die vermeintliche Diskrepanz ausschließlich durch die fehlende Berücksichtigung der Pharmakokinetik zustande kam. Methapyrilen wird von Ratten mit einer Halbwertszeit von ca. 2,8 Stunden ausgeschieden. Da die früheren *in vivo* Studien 24 h nach Substanzapplikation die Leber analysierten, war zu dieser Zeit die Substanz bereits wieder ausgeschieden und die Genexpressionswerte hatten sich normalisiert. Bei der Untersuchung früherer Zeitpunkte *in vivo* kommt es jedoch in guter Übereinstimmung mit dem Kultursystem zu einer deutlichen Induktion von *Gsk3β* und *Myd116*. Das Argument einer Diskrepanz von Hepatozyten *in vitro* und *in vivo* ist also in dieser Hinsicht nicht haltbar.

6. Zusammenfassung

Zusammenfassend ist zu sagen, dass das in dieser Arbeit beschriebene Kultursystem in der Lage ist, substanzinduzierte Genexpressionsänderungen bei *in vivo*-relevanten Konzentrationen zu detektieren. Diese Genexpressionsänderungen korrelieren zumindest in der Gruppe der stressassoziierten Gene gut mit der *in vivo*-Situation.

Literaturverzeichnis

[Beekman et al. 2006] BEEKMAN, Johanna M. ; BOESS, Franziska ; HILDEBRAND, Heinrich ; KALKUHL, Arno ; SUTER, Laura: Gene expression analysis of the hepatotoxicant methapyrilene in primary rat hepatocytes: an interlaboratory study. In: *Environ Health Perspect* 114 (2006), Jan, Nr. 1, S. 92–99

[Bolt et Degen 2004] BOLT, Hermann M. ; DEGEN, Gisela H.: Human carcinogenic risk evaluation, part II: contributions of the EUROTOX specialty section for carcinogenesis. In: *Toxicol Sci* 81 (2004), Sep, Nr. 1, 3–6. http://dx.doi.org/10.1093/toxsci/kfh178. – DOI 10.1093/toxsci/kfh178

[Brulport et al. 2007] BRULPORT, Marc ; SCHORMANN, Wiebke ; BAUER, Alexander ; HERMES, Matthias ; ELSNER, Carolin ; HAMMERSEN, Friedrich J. ; BEERHEIDE, Walter ; SPITKOVSKY, Dimitry ; HÄRTIG, Wolfgang ; NUSSLER, Andreas ; HORN, Lars C. ; EDELMANN, Jeanett ; PELZ-ACKERMANN, Oliver ; PETERSEN, Jörg ; KAMPRAD, Manja ; MACH, Marc von ; LUPP, Amelie ; ZULEWSKI, Henryk ; HENGSTLER, Jan G.: Fate of extrahepatic human stem and precursor cells after transplantation into mouse livers. In: *Hepatology* 46 (2007), Sep, Nr. 3, 861–870. http://dx.doi.org/10.1002/hep.21745. – DOI 10.1002/hep.21745

[Chhabra et al. 1990] CHHABRA, R. S. ; HUFF, J. E. ; SCHWETZ, B. S. ; SELKIRK, J.: An overview of prechronic and chronic toxicity/carcinogenicity experimental study designs and criteria used by the National Toxicology Program. In: *Environ Health Perspect* 86 (1990), Jun, S. 313–321

[Dunn et al. 1991] DUNN, J. C. ; TOMPKINS, R. G. ; YARMUSH, M. L.: Long-term in vitro function of adult hepatocytes in a collagen sandwich configuration. In: *Biotechnol Prog* 7 (1991), Nr. 3, 237–245. http://dx.doi.org/10.1021/bp00009a007. – DOI 10.1021/bp00009a007

Literaturverzeichnis

[Dunn et al. 1989] DUNN, J. C. ; YARMUSH, M. L. ; KOEBE, H. G. ; TOMPKINS, R. G.: Hepatocyte function and extracellular matrix geometry: long-term culture in a sandwich configuration. In: *FASEB J* 3 (1989), Feb, Nr. 2, S. 174–177

[Ellinger-Ziegelbauer et al. 2009] ELLINGER-ZIEGELBAUER, Heidrun ; AUBRECHT, Jiri ; KLEINJANS, Jos C. ; AHR, Hans-Juergen: Application of toxicogenomics to study mechanisms of genotoxicity and carcinogenicity. In: *Toxicol Lett* 186 (2009), Apr, Nr. 1, 36–44. http://dx.doi.org/10.1016/j.toxlet.2008.08.017. – DOI 10.1016/j.toxlet.2008.08.017

[Ellinger-Ziegelbauer et al. 2008] ELLINGER-ZIEGELBAUER, Heidrun ; GMUENDER, Hans ; BANDENBURG, Arnd ; AHR, Hans J.: Prediction of a carcinogenic potential of rat hepatocarcinogens using toxicogenomics analysis of short-term in vivo studies. In: *Mutat Res* 637 (2008), Jan, Nr. 1-2, 23–39. http://dx.doi.org/10.1016/j.mrfmmm.2007.06.010. – DOI 10.1016/j.mrfmmm.2007.06.010

[Ellinger-Ziegelbauer et al. 2005] ELLINGER-ZIEGELBAUER, Heidrun ; STUART, Barry ; WAHLE, Brad ; BOMANN, Werner ; AHR, Hans J.: Comparison of the expression profiles induced by genotoxic and nongenotoxic carcinogens in rat liver. In: *Mutat Res* 575 (2005), Aug, Nr. 1-2, 61–84. http://dx.doi.org/10.1016/j.mrfmmm.2005.02.004. – DOI 10.1016/j.mrfmmm.2005.02.004

[Fielden et al. 2007] FIELDEN, Mark R. ; BRENNAN, Richard ; GOLLUB, Jeremy: A gene expression biomarker provides early prediction and mechanistic assessment of hepatic tumor induction by nongenotoxic chemicals. In: *Toxicol Sci* 99 (2007), Sep, Nr. 1, 90–100. http://dx.doi.org/10.1093/toxsci/kfm156. – DOI 10.1093/toxsci/kfm156

[Gebhardt et al. 2003] GEBHARDT, Rolf ; HENGSTLER, Jan G. ; MÜLLER, Dieter ; GLÖCKNER, Reinhild ; BUENNING, Peter ; LAUBE, Britta ; SCHMELZER, Eva ; ULLRICH, Martina ; UTESCH, Dietmar ; HEWITT, Nicola ; RINGEL, Michael ; HILZ, Beate R. ; BADER, Augustinus ; LANGSCH, Angelika ; KOOSE, Thomas ; BURGER, Hans-Jörg ; MAAS, Jochen ; OESCH, Franz: New hepatocyte in vitro systems for drug metabolism: metabolic capacity and recommendations for application in basic research and drug development, standard operation procedures. In: *Drug Metab Rev* 35 (2003), Nr. 2-3, S. 145–213

[Gómez-Lechón et al. 2003] GÓMEZ-LECHÓN, María J. ; DONATO, Teresa ; PONSODA,

Literaturverzeichnis

Xavier ; CASTELL, José V.: Human hepatic cell cultures: in vitro and in vivo drug metabolism. In: *Altern Lab Anim* 31 (2003), Nr. 3, S. 257–265

[Hartung et Rovida 2009] HARTUNG, Thomas ; ROVIDA, Costanza: Chemical regulators have overreached. In: *Nature* 460 (2009), Aug, Nr. 7259, 1080–1081. http://dx.doi.org/10.1038/4601080a. – DOI 10.1038/4601080a

[Hengstler et al. 2006] HENGSTLER, J. G. ; FOTH, H. ; KAHL, R. ; KRAMER, P-J. ; LILIENBLUM, W. ; SCHULZ, T. ; SCHWEINFURTH, H.: The REACH concept and its impact on toxicological sciences. In: *Toxicology* 220 (2006), Mar, Nr. 2-3, S. 232–239

[Hengstler et al. 2000] HENGSTLER, J. G. ; UTESCH, D. ; STEINBERG, P. ; PLATT, K. L. ; DIENER, B. ; RINGEL, M. ; SWALES, N. ; FISCHER, T. ; BIEFANG, K. ; GERL, M. ; BÖTTGER, T. ; OESCH, F.: Cryopreserved primary hepatocytes as a constantly available in vitro model for the evaluation of human and animal drug metabolism and enzyme induction. In: *Drug Metab Rev* 32 (2000), Feb, Nr. 1, S. 81–118

[Hengstler et al. 2005] HENGSTLER, Jan G. ; BRULPORT, Marc ; SCHORMANN, Wiebke ; BAUER, Alexander ; HERMES, Matthias ; NUSSLER, Andreas K. ; FANDRICH, Fred ; RUHNKE, Maren ; UNGEFROREN, Hendrik ; GRIFFIN, Louise ; BOCKAMP, Ernesto ; OESCH, Franz ; MACH, Marc-Alexander von: Generation of human hepatocytes by stem cell technology: definition of the hepatocyte. In: *Expert Opin Drug Metab Toxicol* 1 (2005), Jun, Nr. 1, 61–74. http://dx.doi.org/10.1517/17425255.1.1.61. – DOI 10.1517/17425255.1.1.61

[Hewitt et al. 2007] HEWITT, Nicola J. ; LECHÓN, María José G. ; HOUSTON, J. B. ; HALLIFAX, David ; BROWN, Hayley S. ; MAUREL, Patrick ; KENNA, J. G. ; GUSTAVSSON, Lena ; LOHMANN, Christina ; SKONBERG, Christian ; GUILLOUZO, Andre ; TUSCHL, Gregor ; LI, Albert P. ; LECLUYSE, Edward ; GROOTHUIS, Geny M M. ; HENGSTLER, Jan G.: Primary hepatocytes: current understanding of the regulation of metabolic enzymes and transporter proteins, and pharmaceutical practice for the use of hepatocytes in metabolism, enzyme induction, transporter, clearance, and hepatotoxicity studies. In: *Drug Metab Rev* 39 (2007), Nr. 1, 159–234. http://dx.doi.org/10.1080/03602530601093489. – DOI 10.1080/03602530601093489

[Höhme et al. 2007] HÖHME, Stefan ; HENGSTLER, Jan G. ; BRULPORT, Marc ; SCHÄFER, Marc ; BAUER, Alexander ; GEBHARDT, Rolf ; DRASDO, Dirk: Mathematical modelling of liver regeneration after intoxication with CCl(4). In: *Chem Biol Interact*

Literaturverzeichnis

168 (2007), May, Nr. 1, 74–93. http://dx.doi.org/10.1016/j.cbi.2007.01.010. – DOI 10.1016/j.cbi.2007.01.010

[Hrach 2009] HRACH, Jens: *Toxicogenomic approaches for the prediction of hepatotoxicity in vitro*, Combined faculties for the Natural Sciences and for Mathematics of the Ruperto-Carola University of Heidelberg, Germany, Diss., 2009

[Jacobs et Jacobson-Kram 2004] JACOBS, Abigail ; JACOBSON-KRAM, David: Human carcinogenic risk evaluation, Part III: Assessing cancer hazard and risk in human drug development. In: *Toxicol Sci* 81 (2004), Oct, Nr. 2, 260–262. http://dx.doi.org/10.1093/toxsci/kfh167. – DOI 10.1093/toxsci/kfh167

[Kelly et al. 1990] KELLY, D. W. ; HOLDER, C. L. ; KORFMACHER, W. A. ; SLIKKER, W.: Plasma elimination and urinary excretion of methapyrilene in the rat. In: *Drug Metab Dispos* 18 (1990), Nr. 6, S. 1018–1024

[Kirkland et al. 2005] KIRKLAND, David ; AARDEMA, Marilyn ; HENDERSON, Leigh ; MÜLLER, Lutz: Evaluation of the ability of a battery of three in vitro genotoxicity tests to discriminate rodent carcinogens and non-carcinogens I. Sensitivity, specificity and relative predictivity. In: *Mutat Res* 584 (2005), Jul, Nr. 1-2, 1–256. http://dx.doi.org/10.1016/j.mrgentox.2005.02.004. – DOI 10.1016/j.mrgentox.2005.02.004

[Kirkland et al. 2006] KIRKLAND, David ; AARDEMA, Marilyn ; MÜLLER, Lutz ; MAKOTO, Hayashi: Evaluation of the ability of a battery of three in vitro genotoxicity tests to discriminate rodent carcinogens and non-carcinogens II. Further analysis of mammalian cell results, relative predictivity and tumour profiles. In: *Mutat Res* 608 (2006), Sep, Nr. 1, 29–42. http://dx.doi.org/10.1016/j.mrgentox.2006.04.017. – DOI 10.1016/j.mrgentox.2006.04.017

[Klingmüller et al. 2006] KLINGMÜLLER, U. ; BAUER, A. ; BOHL, S. ; NICKEL, P. J. ; BREITKOPF, K. ; DOOLEY, S. ; ZELLMER, S. ; KERN, C. ; MERFORT, I. ; SPARNA, T. ; DONAUER, J. ; WALZ, G. ; GEYER, M. ; KREUTZ, C. ; HERMES, M. ; GÖTSCHEL, F. ; HECHT, A. ; WALTER, D. ; EGGER, L. ; NEUBERT, K. ; BORNER, C. ; BRULPORT, M. ; SCHORMANN, W. ; SAUER, C. ; BAUMANN, F. ; PREISS, R. ; MACNELLY, S. ; GODOY, P. ; WIERCINSKA, E. ; CIUCLAN, L. ; EDELMANN, J. ; ZEILINGER, K. ; HEINRICH, M. ; ZANGER, U. M. ; GEBHARDT, R. ; MAIWALD, T. ; HEINRICH, R. ; TIMMER, J. ; WEIZSÄCKER, F. von ; HENGSTLER, J. G.: Primary mouse hepatocytes for systems biology approaches: a standardized in vitro system for modelling of

Literaturverzeichnis

signal transduction pathways. In: *Syst Biol (Stevenage)* 153 (2006), Nov, Nr. 6, S. 433–447

[LeCluyse et al. 1996] LECLUYSE, E. L. ; BULLOCK, P. L. ; PARKINSON, A. ; HOCHMAN, J. H.: Cultured rat hepatocytes. In: *Pharm Biotechnol* 8 (1996), S. 121–159

[Lu 1998] LU, A. Y.: Drug-metabolism research challenges in the new millennium: individual variability in drug therapy and drug safety. In: *Drug Metab Dispos* 26 (1998), Dec, Nr. 12, S. 1217–1222

[Mielke et al. 2010] MIELKE, Hans ; ANGER, Lennart T. ; SCHUG, Markus ; HENGSTLER, Jan G. ; STAHLMANN, Ralf ; GUNDERT-REMY, Ursula: A physiologically based toxicokinetic modelling approach to predict relevant concentrations for in vitro testing. In: *Arch Toxicol* (2010), Nov. http://dx.doi.org/10.1007/s00204-010-0612-y. – DOI 10.1007/s00204–010–0612–y

[Müller et al. 1999] MÜLLER, L. ; KIKUCHI, Y. ; PROBST, G. ; SCHECHTMAN, L. ; SHIMADA, H. ; SOFUNI, T. ; TWEATS, D.: ICH-harmonised guidances on genotoxicity testing of pharmaceuticals: evolution, reasoning and impact. In: *Mutat Res* 436 (1999), May, Nr. 3, S. 195–225

[Richert et al. 2002] RICHERT, Lysiane ; BINDA, D. ; HAMILTON, G. ; VIOLLON-ABADIE, C. ; ALEXANDRE, E. ; BIGOT-LASSERRE, D. ; BARS, R. ; COASSOLO, P. ; LECLUYSE, E.: Evaluation of the effect of culture configuration on morphology, survival time, antioxidant status and metabolic capacities of cultured rat hepatocytes. In: *Toxicol In Vitro* 16 (2002), Feb, Nr. 1, S. 89–99

[Ringel et al. 2005] RINGEL, M. ; MACH, M. A. ; SANTOS, R. ; FEILEN, P. J. ; BRULPORT, M. ; HERMES, M. ; BAUER, A. W. ; SCHORMANN, W. ; TANNER, B. ; SCHÖN, M. R. ; OESCH, F. ; HENGSTLER, J. G.: Hepatocytes cultured in alginate microspheres: an optimized technique to study enzyme induction. In: *Toxicology* 206 (2005), Jan, Nr. 1, 153–167. http://dx.doi.org/10.1016/j.tox.2004.07.017. – DOI 10.1016/j.tox.2004.07.017

[Ruhnke et al. 2005] RUHNKE, Maren ; NUSSLER, Andreas K. ; UNGEFROREN, Hendrik ; HENGSTLER, Jan G. ; KREMER, Bernd ; HOECKH, Wolfgang ; GOTTWALD, Thomas ; HEECKT, Peter ; FANDRICH, Fred: Human monocyte-derived neohepatocytes: a promising alternative to primary human hepatocytes for autologous cell therapy. In: *Transplantation* 79 (2005), May, Nr. 9, S. 1097–1103

Literaturverzeichnis

[Saussele et al. 2007] SAUSSELE, T. ; BURK, O. ; BLIEVERNICHT, J. K. ; KLEIN, K. ; NUSSLER, A. ; NUSSLER, N. ; HENGSTLER, J. G. ; EICHELBAUM, M. ; SCHWAB, M. ; ZANGER, U. M.: Selective induction of human hepatic cytochromes P450 2B6 and 3A4 by metamizole. In: *Clin Pharmacol Ther* 82 (2007), Sep, Nr. 3, 265–274. http://dx.doi.org/10.1038/sj.clpt.6100138. – DOI 10.1038/sj.clpt.6100138

[Schug et al. 2008] SCHUG, M. ; HEISE, T. ; BAUER, A. ; STORM, D. ; BLASZKEWICZ, M. ; BEDAWY, E. ; BRULPORT, M. ; GEPPERT, B. ; HERMES, M. ; FÖLLMANN, W. ; RAPP, K. ; MACCOUX, L. ; SCHORMANN, W. ; APPEL, K. E. ; OBEREMM, A. ; GUNDERT-REMY, U. ; HENGSTLER, J. G.: Primary rat hepatocytes as in vitro system for gene expression studies: comparison of sandwich, Matrigel and 2D cultures. In: *Arch Toxicol* 82 (2008), Dec, Nr. 12, 923–931. http://dx.doi.org/10.1007/s00204-008-0375-x. – DOI 10.1007/s00204–008–0375–x

[Seglen 1976] SEGLEN, P.O.: Preparation of isolated rat liver cells. In: *Methods in cell biology* 8 (1976), Nr. 3, S. 29–83

[Snyder et Green 2001] SNYDER, R. D. ; GREEN, J. W.: A review of the genotoxicity of marketed pharmaceuticals. In: *Mutat Res* 488 (2001), May, Nr. 2, S. 151–169

[Tuschl et al. 2009] TUSCHL, Gregor ; HRACH, Jens ; WALTER, Yvonne ; HEWITT, Philip G. ; MUELLER, Stefan O.: Serum-free collagen sandwich cultures of adult rat hepatocytes maintain liver-like properties long term: A valuable model for in vitro toxicity and drug-drug interaction studies. In: *Chemico-Biological Interactions* 181 (2009), Nr. 1, 124 - 137. http://dx.doi.org/DOI:10.1016/j.cbi.2009.05.015. – DOI DOI: 10.1016/j.cbi.2009.05.015. – ISSN 0009–2797

[Tuschl et Mueller 2006] TUSCHL, Gregor ; MUELLER, Stefan O.: Effects of cell culture conditions on primary rat hepatocytes-cell morphology and differential gene expression. In: *Toxicology* 218 (2006), Feb, Nr. 2-3, 205–215. http://dx.doi.org/10.1016/j.tox.2005.10.017. – DOI 10.1016/j.tox.2005.10.017

[Weisburger 1983] WEISBURGER, E. K.: History of the Bioassay Program of the National Cancer Institute. In: *Prog Exp Tumor Res* 26 (1983), S. 187–201

[Williams 2001] WILLIAMS, G. M.: Mechanisms of chemical carcinogenesis and application to human cancer risk assessment. In: *Toxicology* 166 (2001), Sep, Nr. 1-2, S. 3–10

Anhang

A. Zusätzliche Abbildungen

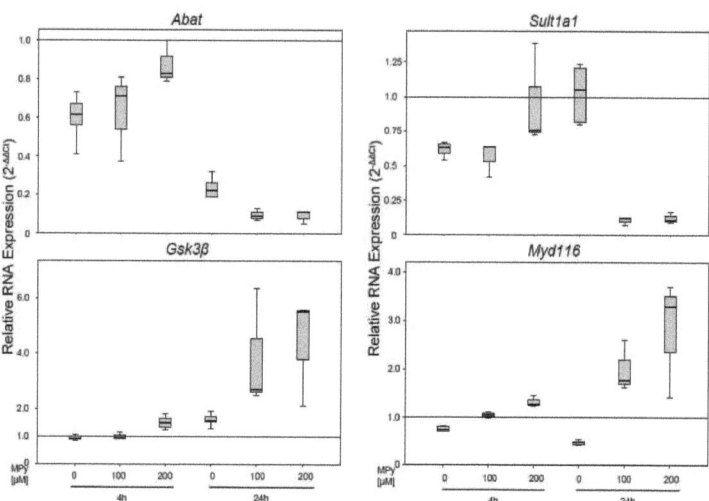

Abbildung A.1.: RNA Expression von *Abat*, *Sult1a1*, *Gsk3β* und *Myd116* im Sandwich Kultur System mit primären Hepatozyten: Die Hepatozyten wurden mit 100 und 200 μM Methapyrilen für 4 und 24 Stunden inkubiert. Ein Expressionslevel von 1 entspricht der RNA Expression zu Beginn des Experiments. Die horizontale Linie in der Mitte einer Box bezeichnet den Median. Die Grenzen einer Box stellen die 25% und 75% Perzentile dar. Die Whiskers zeigen die Werte an, die in die 1,5 fache Boxlänge fallen. * sind Extremwerte und o sind Ausreißer. Die Daten wurden aus drei biologischen Replikaten aus einem Tier ermittelt. Nur für den Ausgangspunkt zu Beginn des Experiments wurden 6 Replikate benutzt.

Anhang

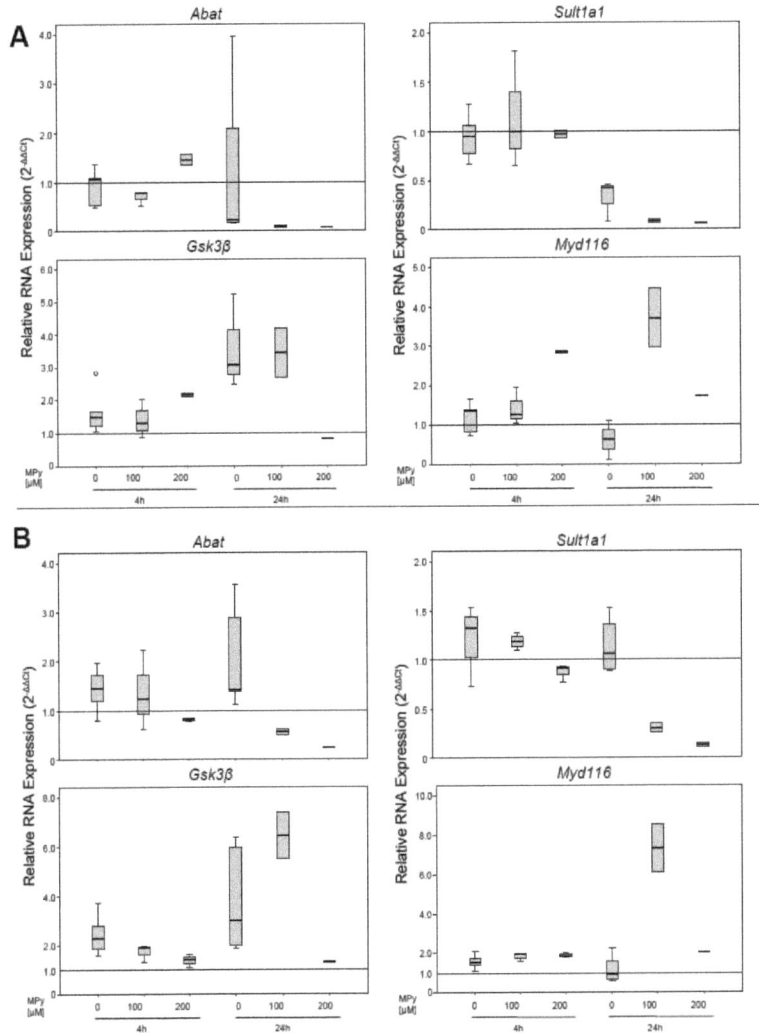

Abbildung A.2.: RNA Expression von *Abat*, *Sult1a1*, *Gsk3β* und *Myd116* im Sandwich Kultur System mit primären Hepatozyten: Die gezeigten Werte stellen die erste (A) und zweite (B) Wiederholung des Experimentes aus Abb. A.1 dar.

Anhang

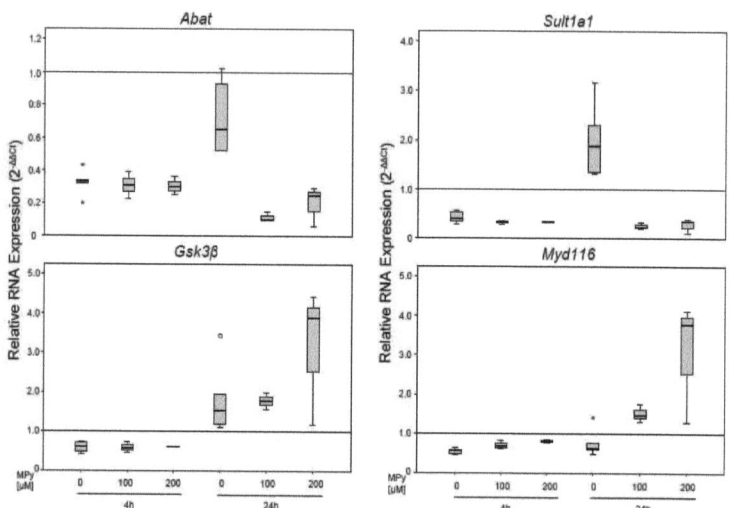

**Abbildung A.3.: RNA Expression von *Abat*, *Sult1a1*, *Gsk3β* und *Myd116* in Matrigel®
mit primären Hepatozyten:** Die Hepatozyten wurden mit 100 und 200 µM Methapyrilen
für 4 und 24 Stunden inkubiert. Ein Expressionslevel von 1 entspricht der RNA Expression
zu Beginn des Experiments. Die horizontale Linie in der Mitte einer Box bezeichnet den
Median. Die Grenzen einer Box stellen die 25% und 75% Perzentile dar. Die Whiskers
zeigen die Werte an, die in die 1,5 fache Boxlänge fallen. * sind Extremwerte und o sind
Ausreißer. Die Daten wurden aus drei biologischen Replikaten aus einem Tier ermittelt.
Nur für den Ausgangspunkt zu Beginn des Experiments wurden 6 Replikate benutzt.

Anhang

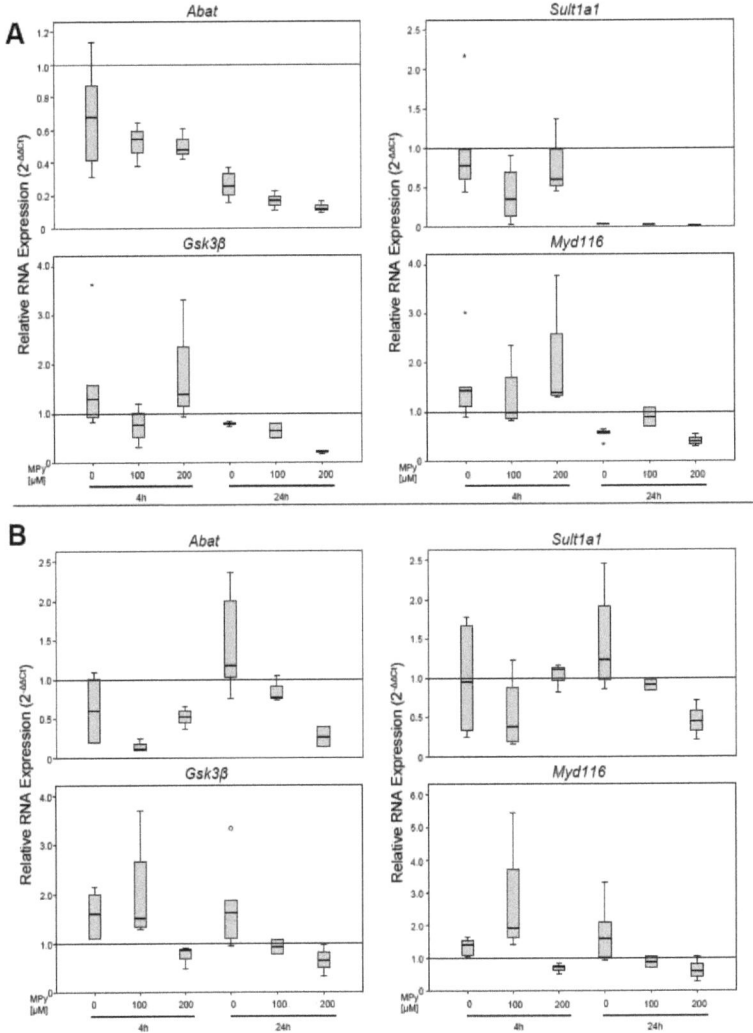

Abbildung A.4.: RNA Expression von *Abat*, *Sult1a1*, *Gsk3β* und *Myd116* in Matrigel® mit primären Hepatozyten: Die gezeigten Werte stellen die erste (A) und zweite (B) Wiederholung des Experimentes aus Abb. A.3 dar.

Anhang

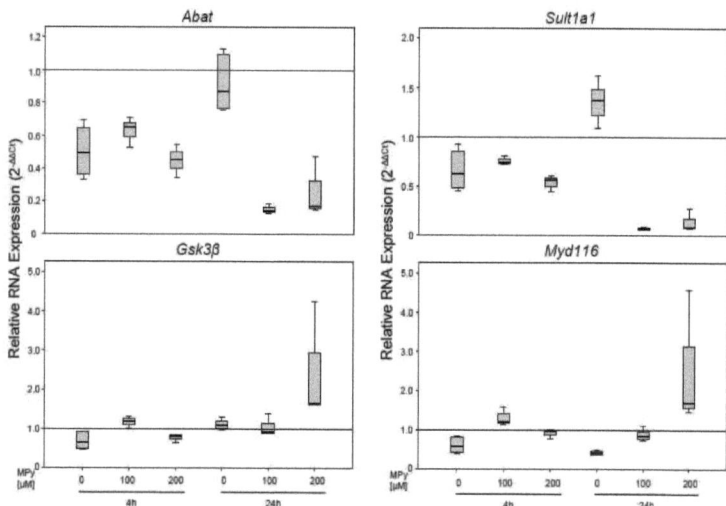

Abbildung A.5.: RNA Expression von *Abat*, *Sult1a1*, *Gsk3β* und *Myd116* im Monolayer Kultur System mit primären Hepatozyten: Die Hepatozyten wurden mit 100 und 200 µM Methapyrilen für 4 und 24 Stunden inkubiert. Ein Expressionslevel von 1 entspricht der RNA Expression zu Beginn des Experiments. Die horizontale Linie in der Mitte einer Box bezeichnet den Median. Die Grenzen einer Box stellen die 25% und 75% Perzentile dar. Die Whiskers zeigen die Werte an, die in die 1,5 fache Boxlänge fallen. * sind Extremwerte und o sind Ausreißer. Die Daten wurden aus drei biologischen Replikaten aus einem Tier ermittelt. Nur für den Ausgangspunkt zu Beginn des Experiments wurden 6 Replikate benutzt.

Anhang

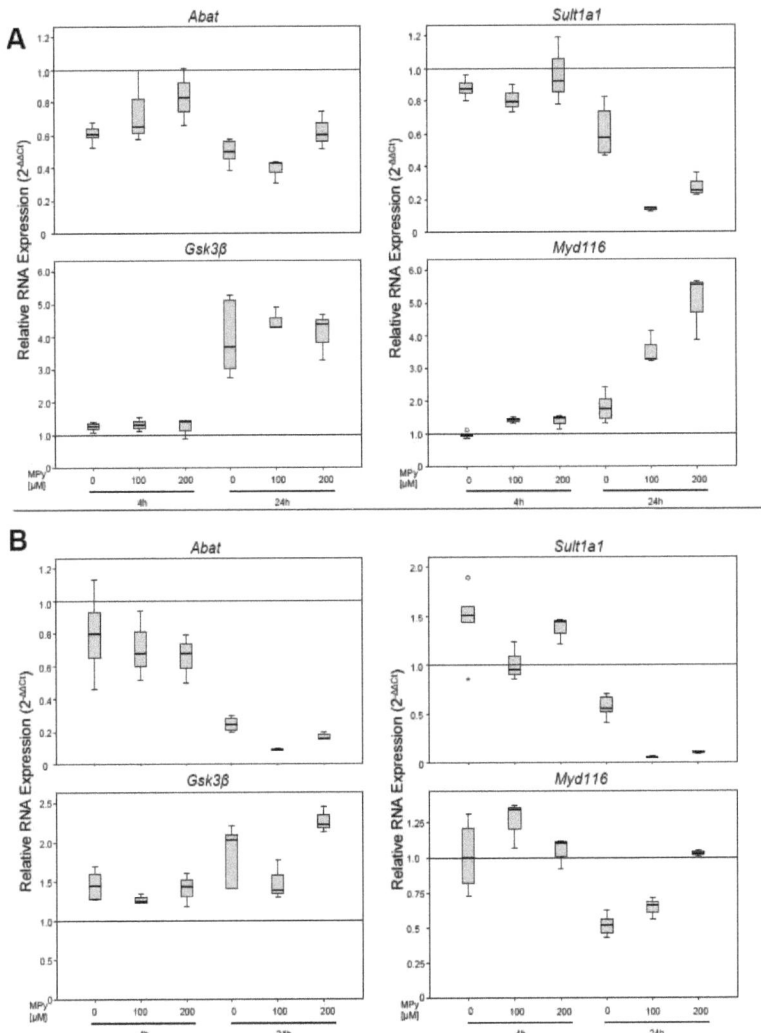

Abbildung A.6.: RNA Expression von *Abat*, *Sult1a1*, *Gsk3β* und *Myd116* im Monolayer Kultur System mit primären Hepatozyten: Die gezeigten Werte stellen die erste (A) und zweite (B) Wiederholung des Experimentes aus Abb. A.5 dar.

Anhang

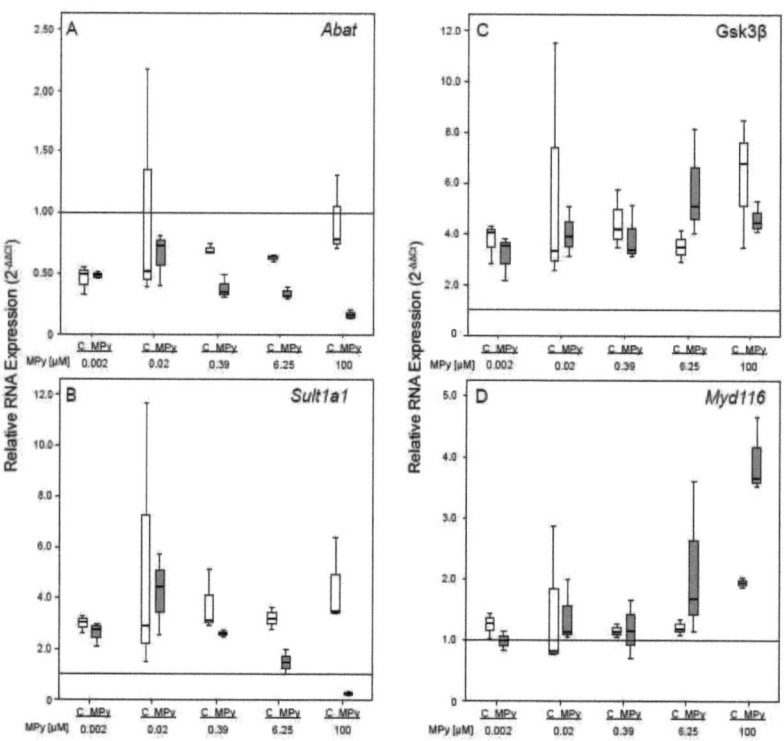

Abbildung A.7.: MPy-induzierte RNA Expression von *Abat*, *Sult1a1*, *Gsk3β* und *Myd116* im Sandwich Kultur System mit primären Hepatozyten in Abhängigkeit von der Konzentration: Die Hepatozyten wurden mit 0,002; 0,02; 0,39; 6,25 und 100 µM Methapyrilen für 24 Stunden inkubiert. Ein Expressionslevel von 1 entspricht der RNA Expression zu Beginn des jeweiligen Experiments. Die horizontale Linie in der Mitte einer Box bezeichnet den Median. Die Grenzen einer Box stellen die 25% und 75% Perzentile dar. Die Whiskers zeigen die Werte an, die in die 1,5 fache Boxlänge fallen. * sind Extremwerte und o sind Ausreißer. Die Daten wurden aus drei biologischen Replikaten aus einem Tier ermittelt. Nur für den Ausgangspunkt zu Beginn des Experiments wurden 6 Replikate benutzt.

Anhang

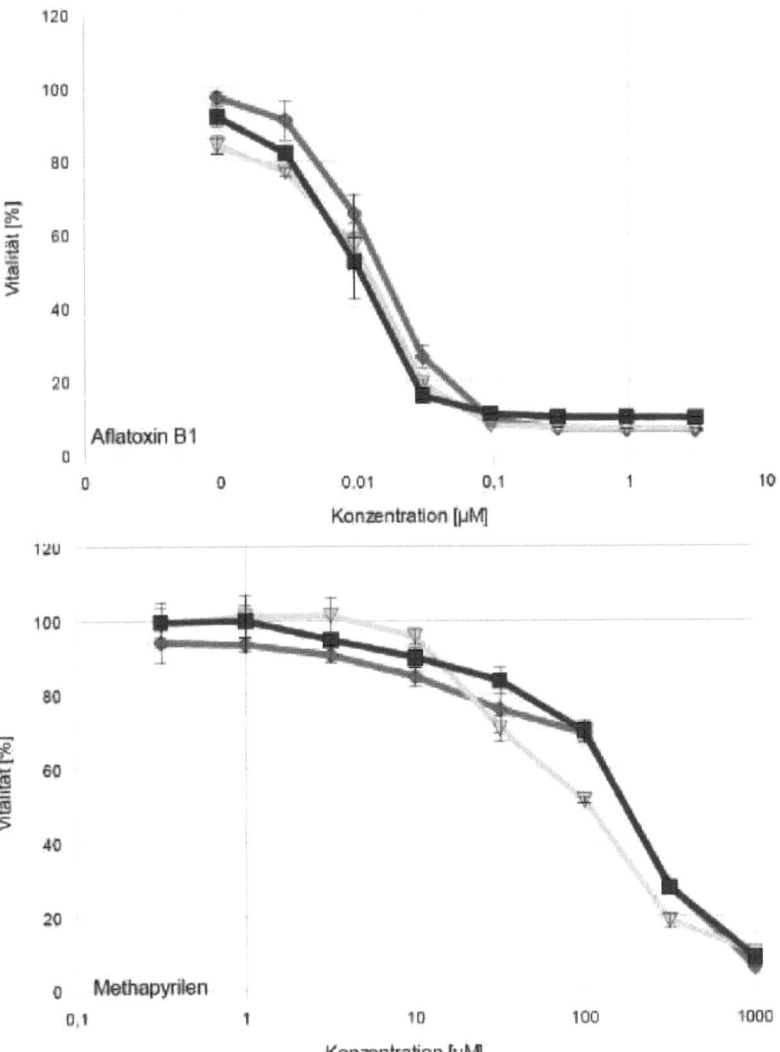

Abbildung A.8.: Zytotoxizität von Aflatoxin B1 und Methapyrilen in Sandwich Kultur nach einer Inkubationszeit von 3 Tagen: Die gezeigten Werte stellen 3 unabhängige Versuche (blaue, gelbe und rote Kurve) mit je 3 Wells pro Versuch und 3 technischen Replikaten pro Well dar. Eingezeichnet ist außerdem die Standardabweichung.

Anhang

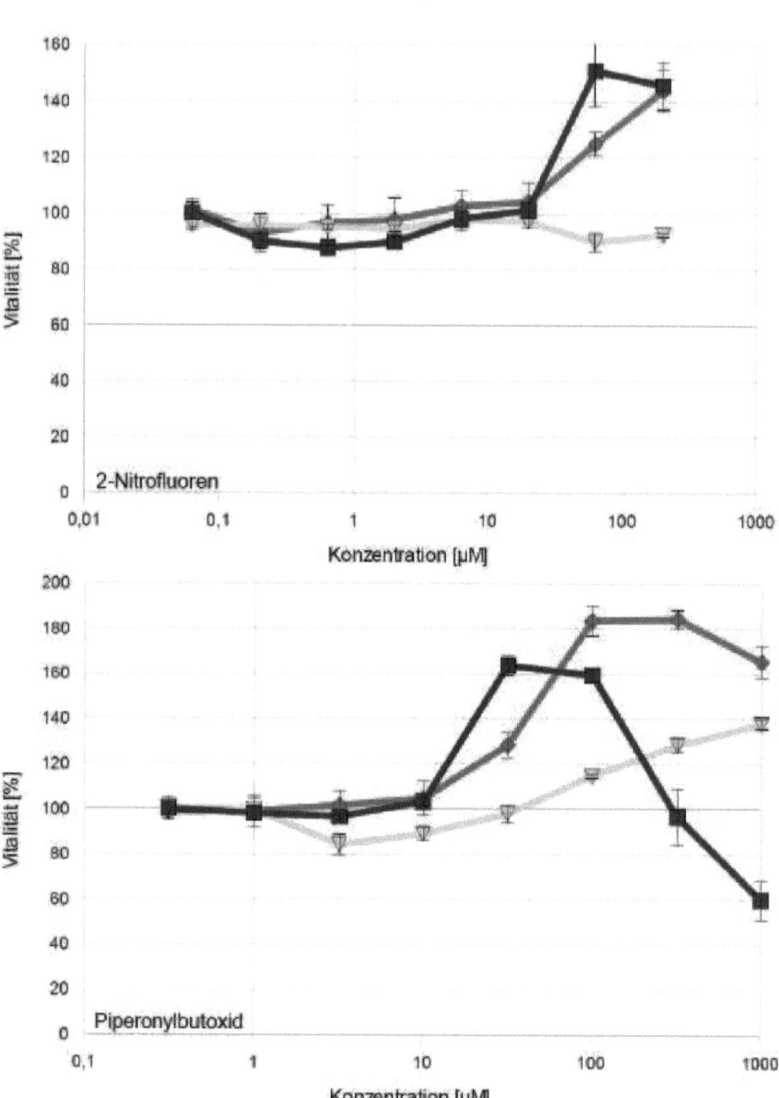

Abbildung A.9.: Zytotoxizität von 2-Nitrofluoren und Piperonylbutoxid in Sandwich Kultur nach einer Inkubationszeit von 3 Tagen: Die gezeigten Werte stellen 3 unabhängige Versuche (blaue, gelbe und rote Kurve) mit je 3 Wells pro Versuch und 3 technischen Replikaten pro Well dar. Eingezeichnet ist außerdem die Standardabweichung.

Anhang

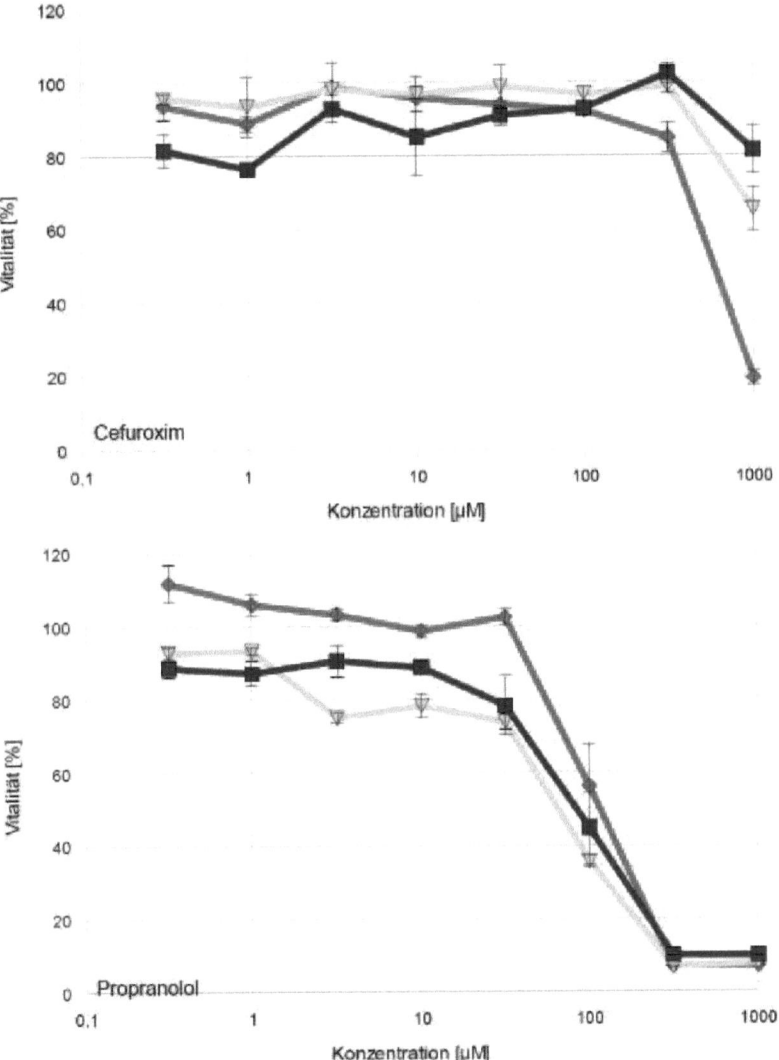

Abbildung A.10.: Zytotoxizität von Cefuroxim und Propranolol in Sandwich Kultur nach einer Inkubationszeit von 3 Tagen: Die gezeigten Werte stellen 3 unabhängige Versuche (blaue, gelbe und rote Kurve) mit je 3 Wells pro Versuch und 3 technischen Replikaten pro Well dar. Eingezeichnet ist außerdem die Standardabweichung.

Anhang

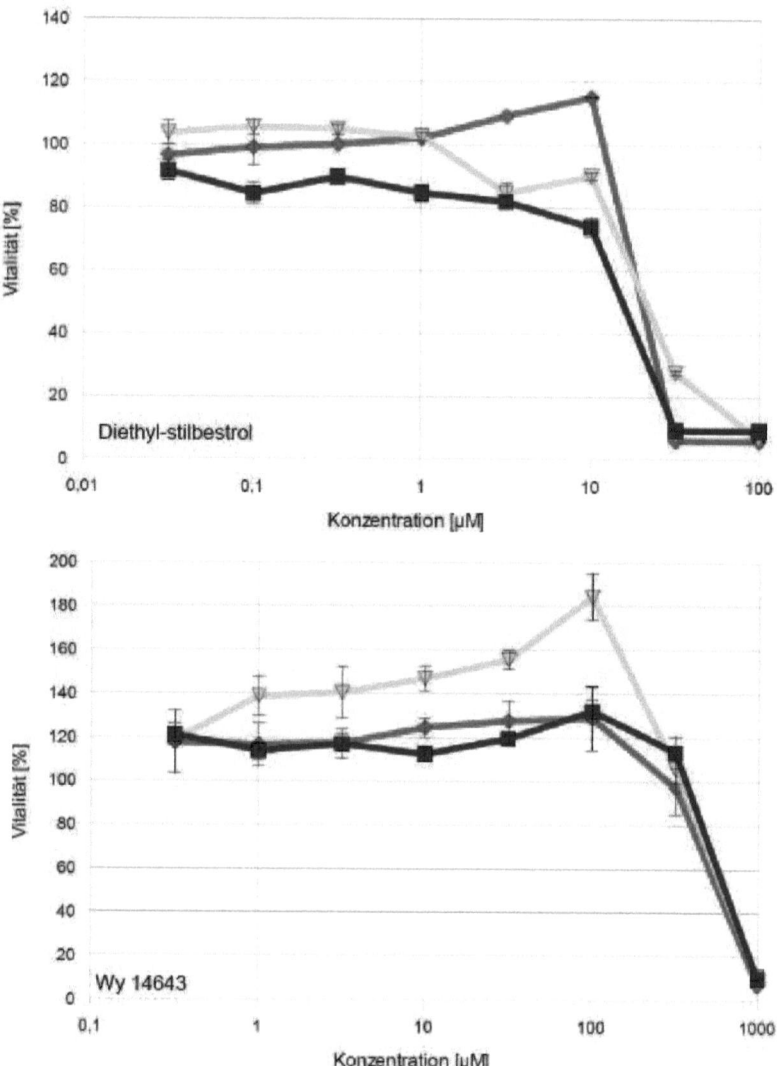

Abbildung A.11.: Zytotoxizität von Diethyl-stilbestrol und Wy 14643 in Sandwich Kultur nach einer Inkubationszeit von 3 Tagen: Die gezeigten Werte stellen 3 unabhängige Versuche (blaue, gelbe und rote Kurve) mit je 3 Wells pro Versuch und 3 technischen Replikaten pro Well dar. Eingezeichnet ist außerdem die Standardabweichung.

Anhang

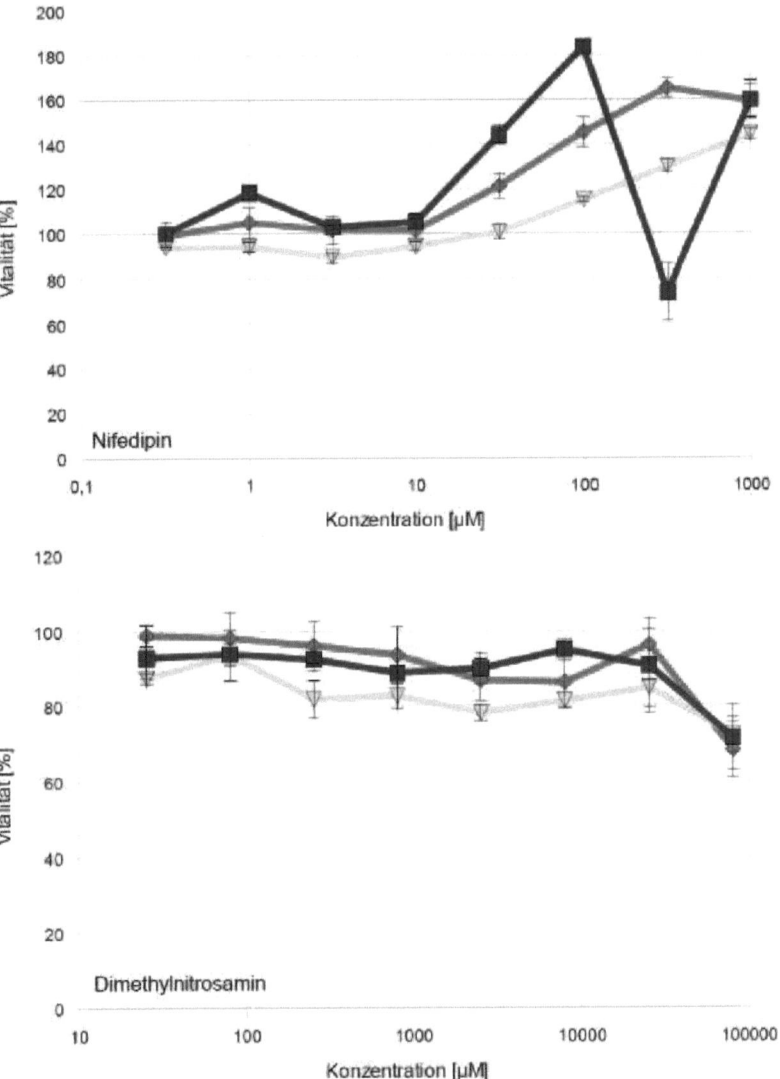

Abbildung A.12.: **Zytotoxizität von Nifedipin und Dimethylnitrosamin in Sandwich Kultur nach einer Inkubationszeit von 3 Tagen:** Die gezeigten Werte stellen 3 unabhängige Versuche (blaue, gelbe und rote Kurve) mit je 3 Wells pro Versuch und 3 technischen Replikaten pro Well dar. Eingezeichnet ist außerdem die Standardabweichung.

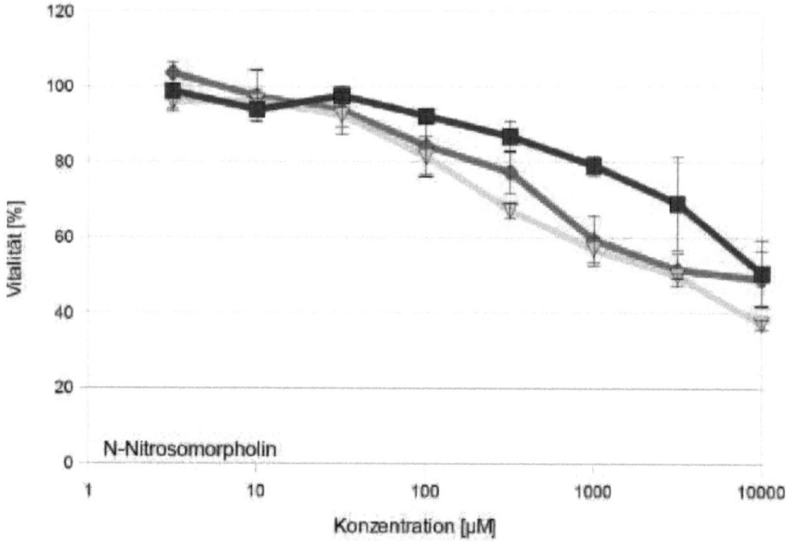

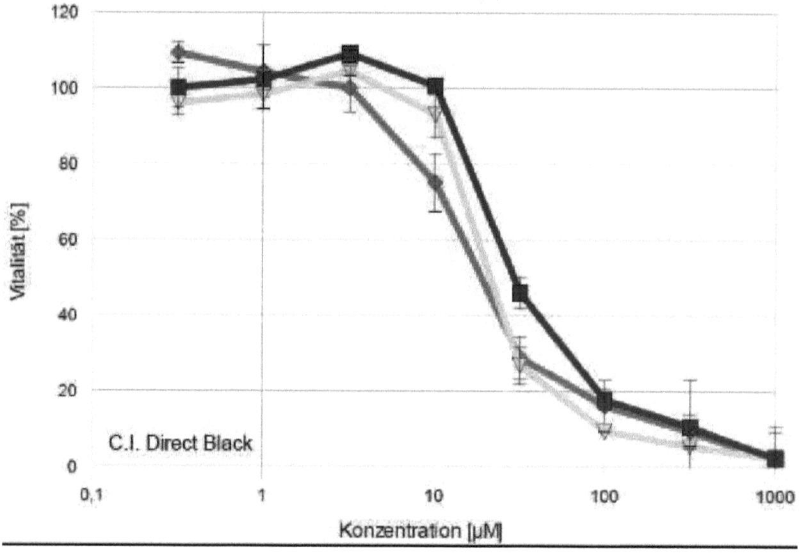

Anhang

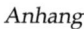

Abbildung A.13.: Zytotoxizität von N-Nitrosomorpholin und C.I. Direct Black in Sandwich Kultur nach einer Inkubationszeit von 3 Tagen: Die gezeigten Werte stellen 3 unabhängige Versuche (blaue, gelbe und rote Kurve) mit je 3 Wells pro Versuch und 3 technischen Replikaten pro Well dar. Eingezeichnet ist außerdem die Standardabweichung.

Anhang

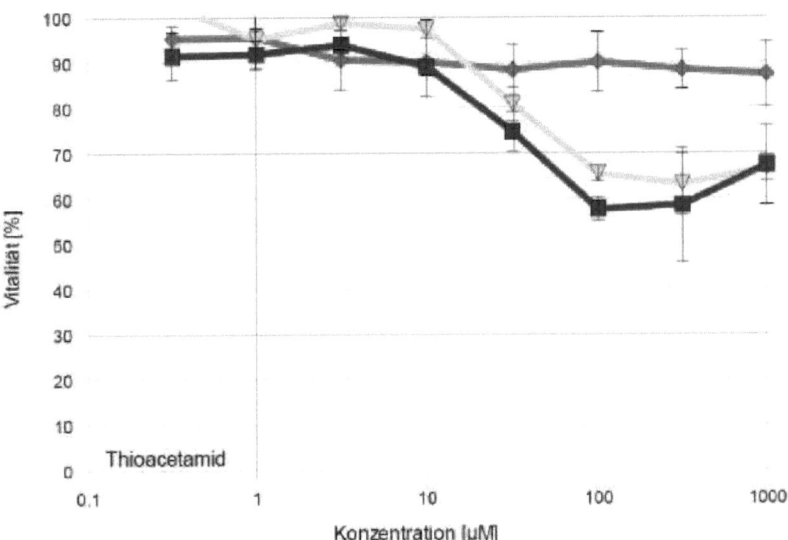

Abbildung A.14.: Zytotoxizität von Thioacetamid in Sandwich Kultur nach einer Inkubationszeit von 3 Tagen: Die gezeigten Werte stellen 3 unabhängige Versuche (blaue, gelbe und rote Kurve) mit je 3 Wells pro Versuch und 3 technischen Replikaten pro Well dar. Eingezeichnet ist außerdem die Standardabweichung.

Anhang

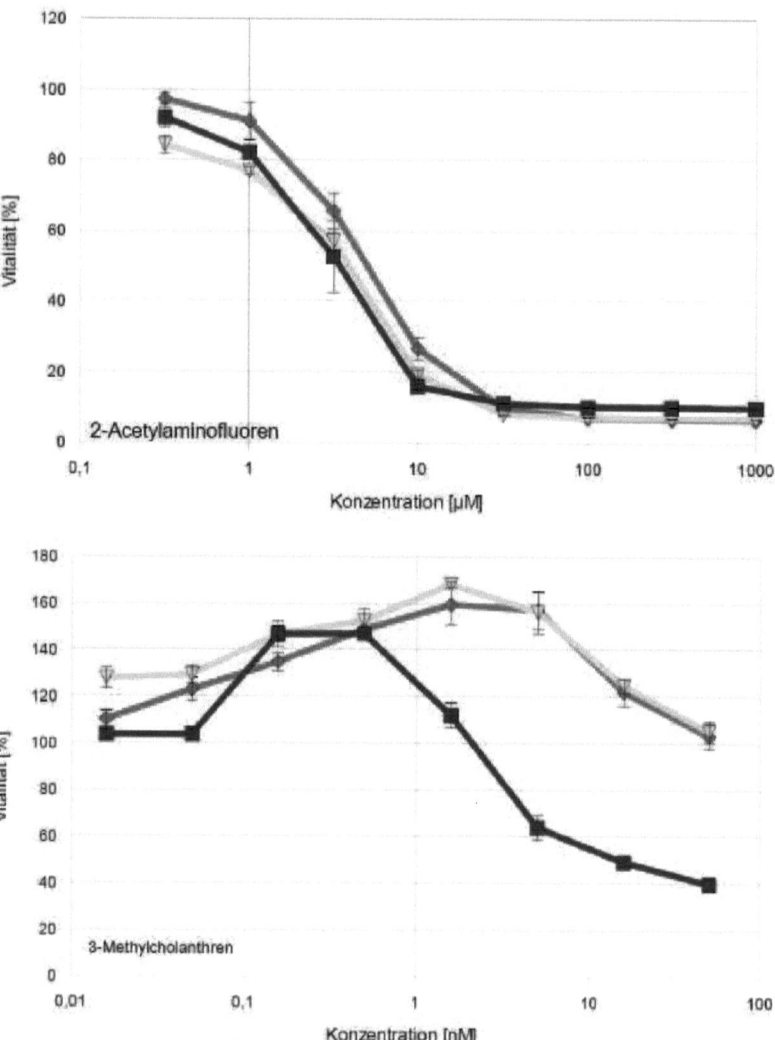

Abbildung A.15.: Zytotoxizität von 2-Acetylaminofluoren und 3-Methylcholanthren in Sandwich Kultur nach einer Inkubationszeit von 3 Tagen: Die gezeigten Werte stellen 3 unabhängige Versuche (blaue, gelbe und rote Kurve) mit je 3 Wells pro Versuch und 3 technischen Replikaten pro Well dar. Eingezeichnet ist außerdem die Standardabweichung.

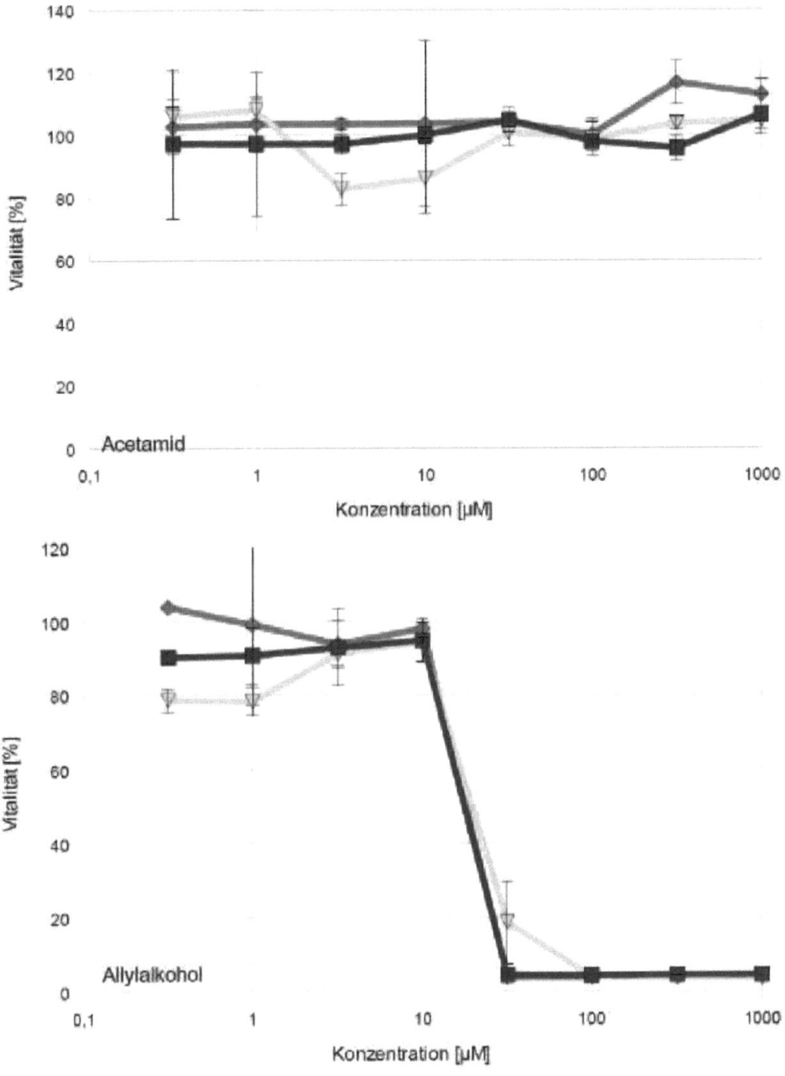

Anhang

Abbildung A.16.: Zytotoxizität von Acetamid und Allylalkohol in Sandwich Kultur nach einer Inkubationszeit von 3 Tagen: Die gezeigten Werte stellen 3 unabhängige Versuche (blaue, gelbe und rote Kurve) mit je 3 Wells pro Versuch und 3 technischen Replikaten pro Well dar. Eingezeichnet ist außerdem die Standardabweichung.

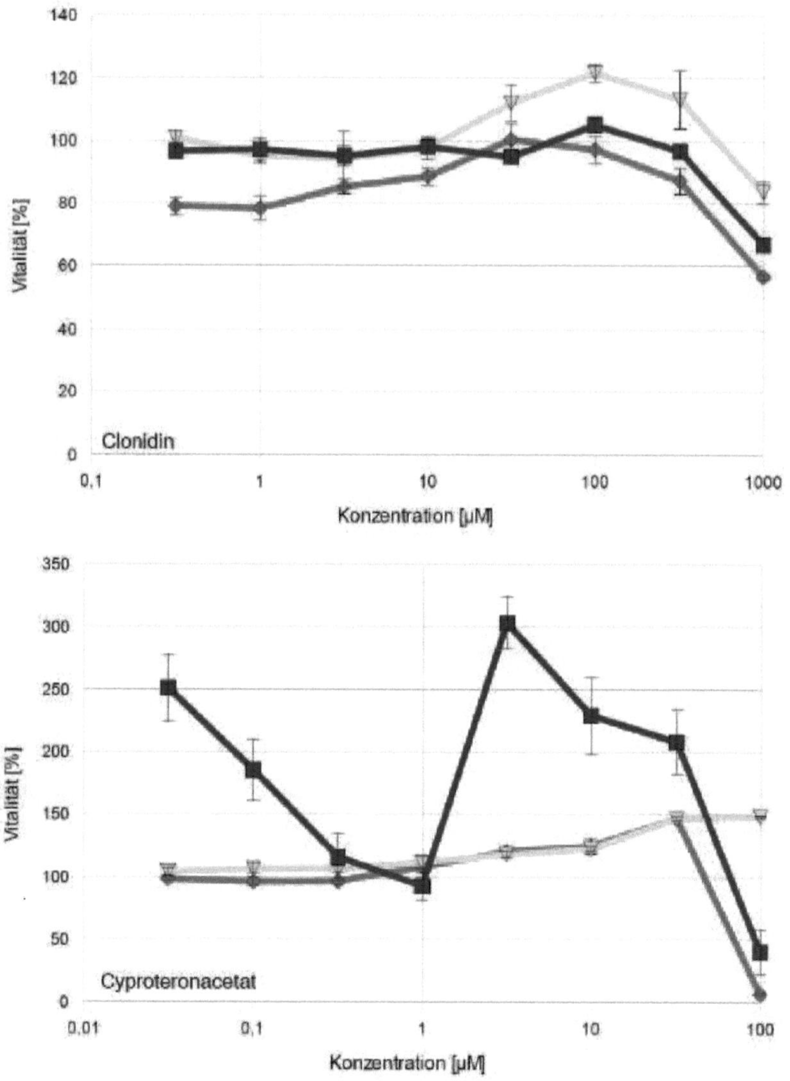

Anhang

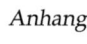

Abbildung A.17.: **Zytotoxizität von Clonidin und Cyproteronacetat in Sandwich Kultur nach einer Inkubationszeit von 3 Tagen:** Die gezeigten Werte stellen 3 unabhängige Versuche (blaue, gelbe und rote Kurve) mit je 3 Wells pro Versuch und 3 technischen Replikaten pro Well dar. Eingezeichnet ist außerdem die Standardabweichung.

Anhang

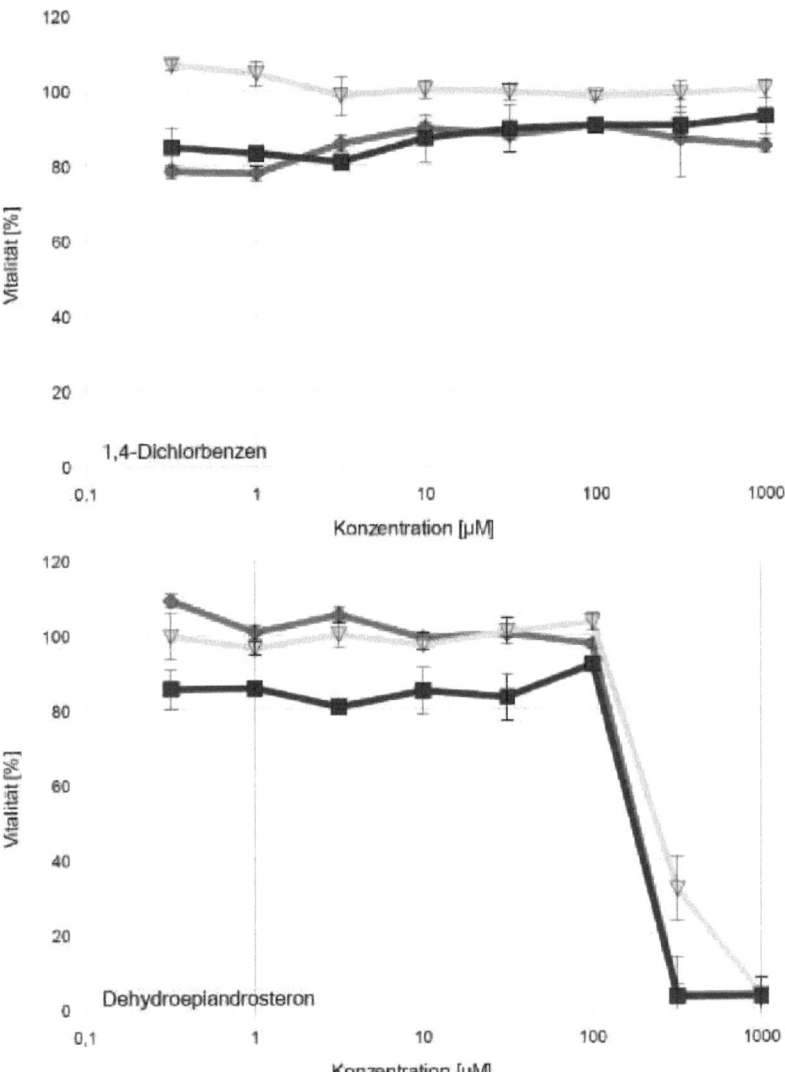

Abbildung A.18.: Zytotoxizität von 1,4-Dichlorbenzen und Dehydroepiandrosteron in Sandwich Kultur nach einer Inkubationszeit von 3 Tagen: Die gezeigten Werte stellen 3 unabhängige Versuche (blaue, gelbe und rote Kurve) mit je 3 Wells pro Versuch und 3 technischen Replikaten pro Well dar. Eingezeichnet ist außerdem die Standardabweichung.

Anhang

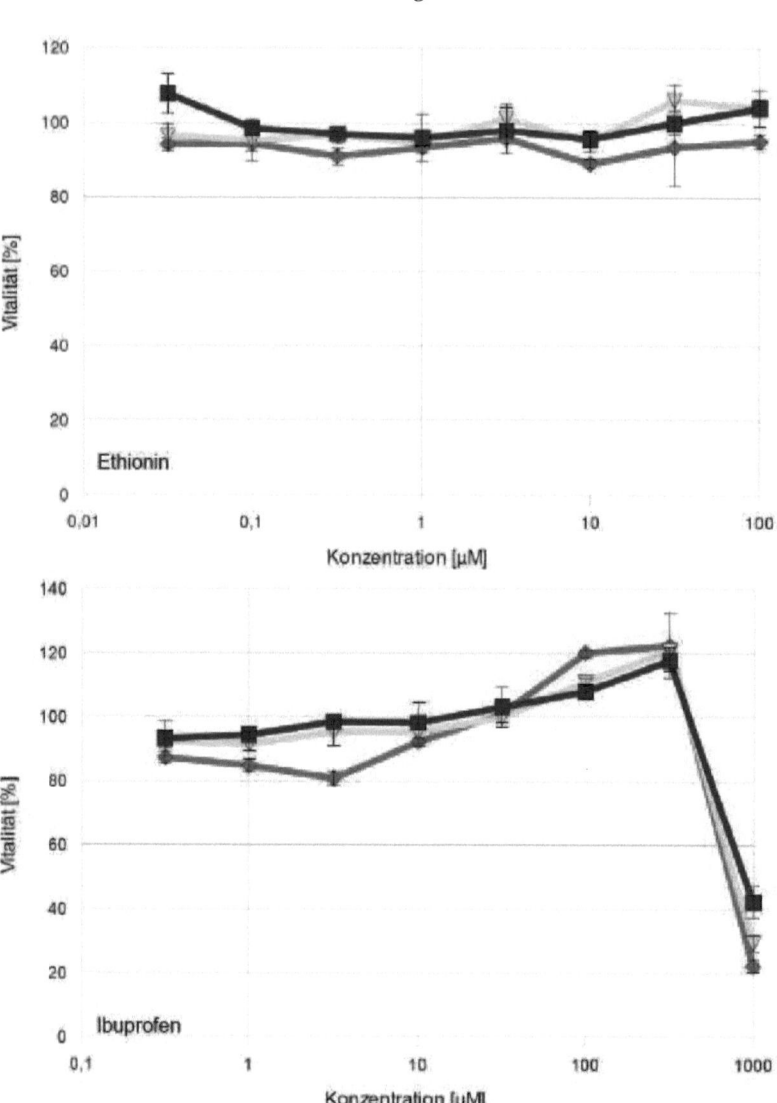

Abbildung A.19.: Zytotoxizität von Ethionin und Ibuprofen in Sandwich Kultur nach einer Inkubationszeit von 3 Tagen: Die gezeigten Werte stellen 3 unabhängige Versuche (blaue, gelbe und rote Kurve) mit je 3 Wells pro Versuch und 3 technischen Replikaten pro Well dar. Eingezeichnet ist außerdem die Standardabweichung.

Anhang

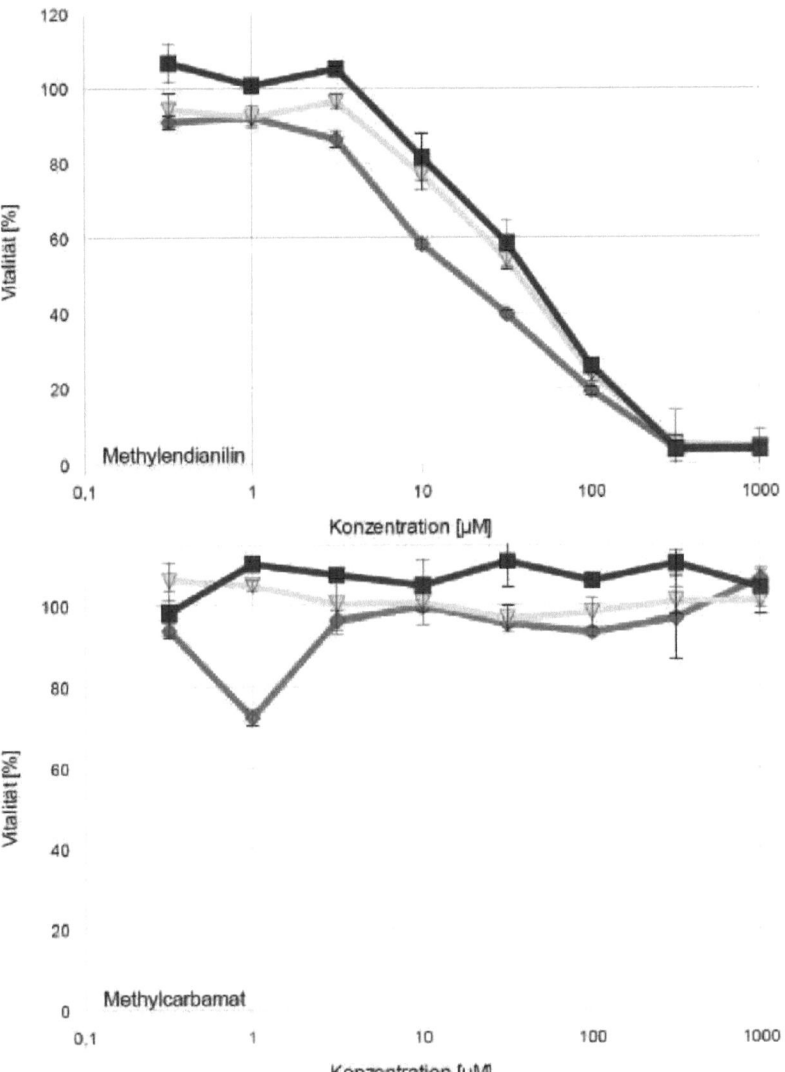

Abbildung A.20.: Zytotoxizität von Methylendianilin und Methylcarbamat in Sandwich Kultur nach einer Inkubationszeit von 3 Tagen: Die gezeigten Werte stellen 3 unabhängige Versuche (blaue, gelbe und rote Kurve) mit je 3 Wells pro Versuch und 3 technischen Replikaten pro Well dar. Eingezeichnet ist außerdem die Standardabweichung.

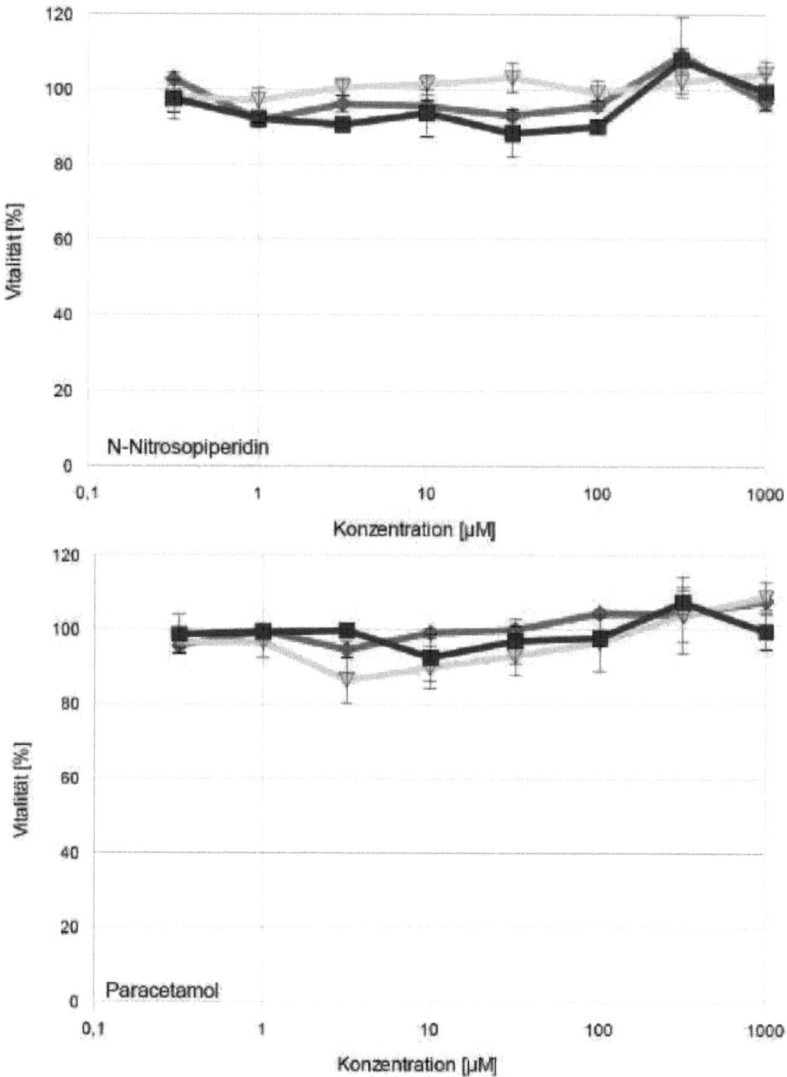

Abbildung A.21.: **Zytotoxizität von N-Nitrosopiperidin und Paracetamol in Sandwich Kultur nach einer Inkubationszeit von 3 Tagen:** Die gezeigten Werte stellen 3 unabhängige Versuche (blaue, gelbe und rote Kurve) mit je 3 Wells pro Versuch und 3 technischen Replikaten pro Well dar. Eingezeichnet ist außerdem die Standardabweichung.

Anhang

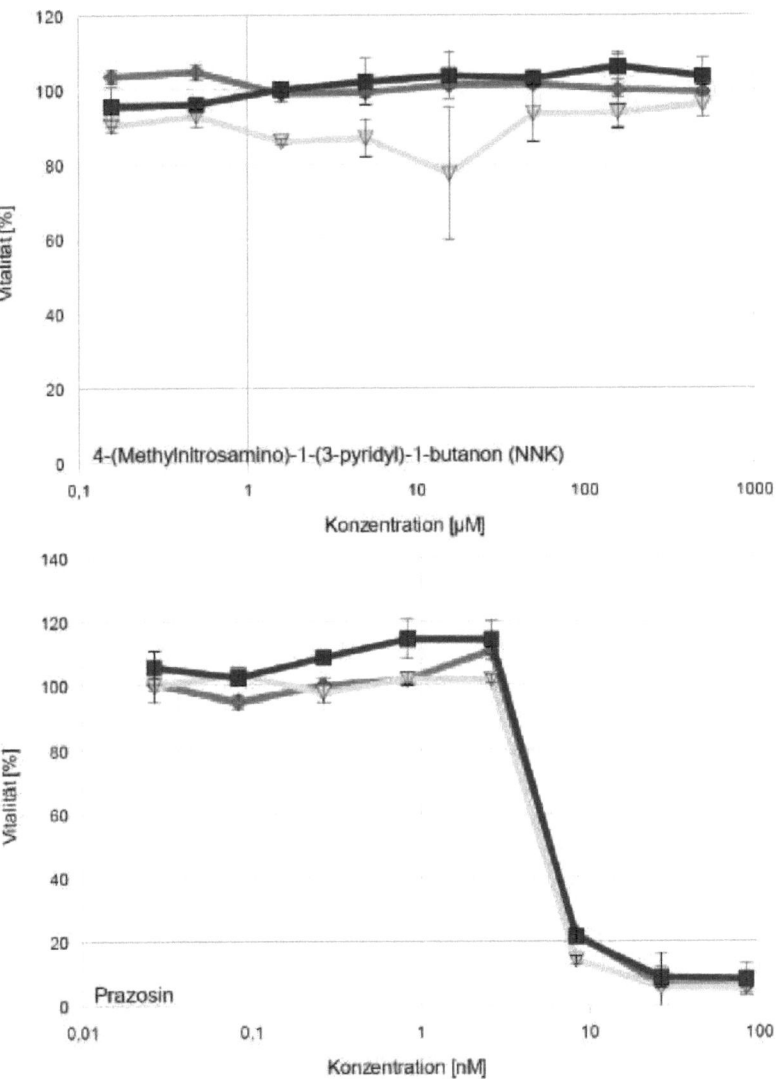

Abbildung A.22.: Zytotoxizität von 4-(Methylnitrosamino)-1-(3-pyridyl)-1-butanon (NNK) und Prazosin in Sandwich Kultur nach einer Inkubationszeit von 3 Tagen: Die gezeigten Werte stellen 3 unabhängige Versuche (blaue, gelbe und rote Kurve) mit je 3 Wells pro Versuch und 3 technischen Replikaten pro Well dar. Eingezeichnet ist außerdem die Standardabweichung.

Anhang

B. Danksagung

- Zuerst gehört mein Dank Herrn Professor Dr. Jan G. Hengstler für die gute Betreuung während der Durchführung der Arbeit, die dauernde Diskussion und kritische Durchsicht des Manuskripts.

- Herzlichen Dank an Herrn Alexander Bauer, der mir die Techniken der Isolation nahe gebracht hat und dem ich leider meinen Dank nicht mehr persönlich ausrichten kann.

- Ein Dankeschön an Georgia Günther, die mich bei meinen Experimenten tatkräftig unterstützt hat und sich viel ihrer knapp bemessenen Zeit für mich genommen hat.

- Großer Dank gilt Dr. Tanja Heise und Dorothe Storm am Bundesinstitut für Risikobewertung (BfR) in Berlin, die den Analyse-Part der Genexpressionsanalysen übernommen haben und so den Fortgang der Experimente extrem voran getrieben haben.

- Dr. Axel Oberemm vom BfR in Berlin gilt ein großer Dank für die fruchtbaren Diskussionen und die Unterstützung.

- Ohne Frau Professor Dr. Ursula Gundert-Remy und ihre Mitarbeiter am BfR wäre das Modelling der Plasmakonzentrationen nicht möglich gewesen. Herzlichen Dank dafür!

- Der Gruppe von Dr. Heidrun Ellinger-Ziegelbauer und Herrn Dr. Ahr von der Firma Bayer gebührt ein Dank für fruchtbare Diskussionen und die zur Verfügung gestellten zusätzlichen Daten.

- Frau Birte Hellwig an der statistischen Fakultät der TU-Dortmund für die statistische Auswertung der *in vivo-in vitro*-Korrelation.

- Ein Dank an meine ehemaligen Kolleginnen und Kollegen: Dr. Wiebke Schormann, Dr. Marc Brulport, Dr. Matthias Hermes und Doris Dannappel.

- Herzlichen Dank an ALLE Mitarbeiter des *IfADo*, die mich in irgendeiner Art und Weise unterstützt haben.

- Danke an meine Eltern und Großeltern, die mir alle Möglichkeiten gaben, die Grundlagen zu dieser Arbeit zu schaffen.

- Herzlichen Dank an meine Schwester Bärbel, die sich immer um das Wohl ihres großen Bruders sorgt.

- Einen herzlichen Dank auch an meine Freundin Andrea, die mir in den letzten Monaten meiner Arbeit zur Seite stand und mein Leben bereicherte.

- Das Projekt wurde vom Bundesministerium für Bildung und Forschung finanziert (FKZ: 0313854A-C)

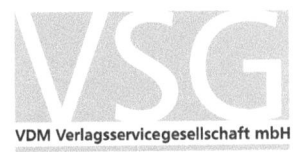

Die VDM Verlagsservicegesellschaft sucht für wissenschaftliche Verlage abgeschlossene und herausragende

Dissertationen, Habilitationen, Diplomarbeiten, Master Theses, Magisterarbeiten usw.

für die kostenlose Publikation als Fachbuch.

Sie verfügen über eine Arbeit, die hohen inhaltlichen und formalen Ansprüchen genügt, und haben Interesse an einer honorarvergüteten Publikation?

Dann senden Sie bitte erste Informationen über sich und Ihre Arbeit per Email an *info@vdm-vsg.de*.

Sie erhalten kurzfristig unser Feedback!

VDM Verlagsservicegesellschaft mbH
Dudweiler Landstr. 99   Telefon +49 681 3720 174
D - 66123 Saarbrücken   Fax   +49 681 3720 1749

www.vdm-vsg.de

Die VDM Verlagsservicegesellschaft mbH vertritt

 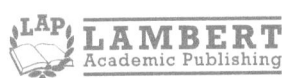 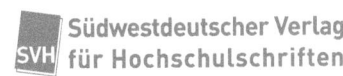

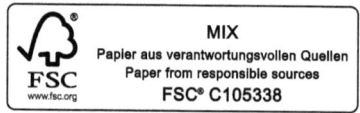

Printed by Books on Demand GmbH, Norderstedt / Germany